「地域包括ケア時代」到来！

ともに歩む認知症医療とケア

大場敏明
高杉春代

現代書林

はじめに

認知症の医療は、大きく進歩しました。しかし、認知症の6～7割を占めるアルツハイマー型認知症の根本原因は依然として不明で、真の予防法及び根治療法は、いまだに夢物語です。

したがって、現在までの延長で治療法を進歩させても、認知症の問題が根本的に解決するものではありません。この中でも認知症の診療は、その人に現時点でのベストの医療を提供するとともに、認知症ケアや、地域（家族）の支えもしっかりと連携したトライアングルの支援としなければなりません。そのためにも、患者さんの生活や人生を支える視点をしっかりと根本にすえた取り組みが重要なのです。

認知症の困難な問題は、中核症状よりも行動・心理症状にあると言えるでしょう。もの忘れや年月日や場所の見当がつかないといった認知機能障害による中核症状は、家庭でも地域社会でも対応はとても難しいというものではありません。しかし妄想、幻覚、暴言・暴力といった行動・心理症状は家族や周りの人々をとても困らせる「問題行動」とされてきたものです。

そうした行動・心理症状には、かつては精神病院で精神科の強い薬物によって抑える治療が行われてきました。症状が激しい場合には患者さんを強制入院させ、物理的・薬物的・言語的（心理的）に拘束し、廃人同様にまでさせられることが20世紀にはマレではありませんでした。これは治療とは言えないでしょう。

しかしこのような非人道的な「認知症医療」は現在も、決してなくなったわけではありません。認知症の患者さんを「家庭・施設・病院で管理できるように、おとなしくコントロールする」ことが、治療や介護の主眼に置かれているように見えます。

ただ管理するための治療・介護は、どうしても患者さんの人間性を無視したかたちになりがちです。それは逆に患者さんの中核症状や身体機能を悪化させたり、行動・心理症状をも悪化させかねません。そのために薬物あるいは介護対応はさらに強いものになります。この悪循環は過去に反省し改善されているはずなのに、根っこの部分で「患者さんを管理的にコントロールする」という考え方はあまり変わっていないと言えるでしょう。

たとえ認知症になっても、患者さんがご自分らしい生活・人生を過ごしていけるようにしていく。ほかの誰でもない患者さん自身が、豊かに感じられる時を過ごしてもらえるように、もろもろの環境を調整する。認知症の治療と介護の主眼をそこに置くと、多くの患者さんは、認知機能障害が進行したとしても行動・心理症状を悪化させることなく、家庭、地域、事業所の中で穏やかに幸せにその後の人生を送ることができるようになるのです。それは本書のたくさんの事例をお読みいただければ、おわかりになると思います。

認知症医療がほかの多くの病気の治療と異なるのは、ただ病気だけに注目すればよいわけではない、ということです。医師は単に病気や症状を診て治療するだけではなく、患者さんの生活と人生もトータルに見て治療していくことが求められます。そのためにケアとの連携は必要不可欠なのです。

認知症医療（病医院）は介護事業所との連携をつくりあげ、その両輪で患者さんの「その人らしい生き方」を支援していかなければなりません。さらに、そこには市町村のさまざまな支援や隣近所の支え合いも深く関わってきますから、地域との連携も欠かせません。医療だけでなく、認知症ケア、地域（家族）の三者が密接に協力しあい、患者さんを全体として一つの力で支援していく体制がベースになるのです。

私は、この三位一体のチーム（トライアングル）の全体を統合する役割を果たすのが、地域の町医者（かかりつけ医）ではないかと考えています。早期診断・早期治療は認知症でも非常に重要ですが、そのためにも、継続して診療を行っているかかりつけ医がプライマリケア医として機能しなければいけません。われわれ町医者こそが、日本の認知症問題を解決するカギを握っているのです。

２０００年5月、私はこうした理想を胸に勤務病院を退職し、内科医院を開業しました。一般外来とともに在宅医療（往診）や「もの忘れ外来」も行っていく一方で、医療法人を設立し、北欧で見聞した素晴らしいグループホーム、あるいは通所介護事業所、小規模多機能型居宅介護事業所などの介護事業所を開設し、医療と介護の両輪で認知症の人の支援に取り組んできました。

そして２００6年からは「認知症の人と家族の会」のみなさんと協力して、年に5～6回、認知症家族の方たちとの「つどい」に参加してきました。

２０１2年には厚生労働省が認知症施策推進5か年計画「オレンジプラン」そして地域包括ケア構想を発表しましたが、その内容はまさに私たちが理想として掲げ、地域とともに身を削って実践してきた認知症医療の姿、あるべきネットワーク構築と重なってきたと自負しています。

本書は、私たちのこれまで15年余にわたる活動や、患者さんと家族の事例を紹介しながら、今後急速に増加する認知症にどのように対処していくべきなのかを論じています。

第1章・第2章の医療面では私大場敏明が、第3章・第4章の認知症ケア面では共著者である高杉春代が執筆しました。患者さんの氏名は仮名にしてあります（なお、認知症の患者さんについて、一般的な呼び方としては「認知症の人」、医療の面からは「患者さん」、介護・サービスの面からは「利用者さん」という表現を用いたことをお断りしておきます）。

本書が一人でも多くの医療・介護・福祉の関係者および家族のみなさんの目に触れることを願ってやみません。

２０１５年1月

大場敏明

◎目次

第2章

「地域包括ケア時代」かかりつけ医が取り組む認知症医療

大場敏明

第3章

認知症医療の重要なパートナー、認知症ケア

高杉春代

第4章

家族と地域と「ともに歩むケア」が、患者さんを輝かせる

高杉春代

プロローグ

患者さんの「その人らしい生活と人生」を支えて

病院外来の限界と、かかりつけ医の役割……大場敏明

初期認知症を見逃されて症状悪化、受診拒否

大谷聡子さん（68歳）は、若いころから「キャリアウーマン」でした。趣味が多く、二人のお子さんが独立されてからはご主人と幸せな生活を送っていました。

ところが60歳になったころから一人では外出しなくなり、自宅に閉じこもりがちになりました。ご主人は「うつ」を心配されましたが、受診することもなく過ごしていました。

4年後の64歳のとき、ご夫婦で息子さんの家に遊びに行く機会がありました。このとき息子さんと聡子さんの会話がかみ合わず、ご主人はおかしいと思っていたそうです。帰宅すると息子さんから電話で連絡が入り「おかしいから診てもらったほうがいい」と言われ、某大学病院の神経内科を受診したそうです。

このとき、長谷川式スケール（正式名：改訂版長谷川式簡易知能評価スケール（HDS-R））は27点、ＭＲＩもＣＴも異常が認められず、医師からは「心配ありません」と言われ、そのまま帰されました。

大学病院で心配ないと言われたので、何もしないまま1年半が経過しましたが、この間も入浴拒否やもの忘れといった明らかにおかしな症状は続いていました。そして66歳のとき、聡子さんはめまい発作で倒れ、地域の病院に運ばれました。このとき行われたMRI検査で脳の萎縮が認められたのです。

聡子さんは再び大学病院の神経内科を受診しました。このときは、長谷川式スケールの結果が17点でした。その場でアルツハイマー型認知症と診断され、「4～5年前の60歳頃発症と思われます」とも言われたのです。

めまい発作と認知症の関連は不明です。しかし、治療をしなかった1年半のあいだに大谷さんの認知症が進行していたことは間違いありません。

1年半前に診断が確定していれば、治療開始が早くなったことはもちろん、周囲の接し方も違っていたことでしょう。「心配ありませんよ」と言われた家族は安心して、「異常ないんだから閉じこもっていてはダメだ」と、認知症の患者さんにとってはきついことを要求したかもしれません。自分も「こんなはずではないのに」と、より大きな葛藤が生まれたでしょう。そうしたことがストレスとなり、初期の認知症がより早く進行してしまったことも考えられます。

大学病院の医師は、認知症薬（ドネペジル）と抗うつ剤（ジェイゾロフト）を処方しました。しかし、もともと病院嫌いの聡子さんは受診を拒否しがちで、大学病院への通院はとても大変でした。その後、ご主人が当クリニックで開かれた「認知症家族の会」に参加されたきっかけから当クリニックを受診しましたが（長谷川式スケール15点）、本人が受診を拒否し、継続的な通院はできませんでした。

困り果てたご主人は役所に相談し、地域包括支援センターが訪問を繰り返し、あらためて当クリニックに依頼があって訪問診療（往診）がスタートしたわけです。めまい発作で認知症がわかってから、9か月後のことでした。

当クリニックによる往診開始

受診拒否ですから、往診で行っても本人は「いやだ」と拒否します。私が家に入ると「医者が来た」と言って、あわててベランダに逃げてしまいます。結局、初回は何もできませんでした。2回目も押し入れの中に入ってしまって出てきません。

そんなことを何度か繰り返してなんとか少しずつ慣れてもらうと、ようやく会話ができるようになります。

「今日はご主人の治療で来たんだよ。聡子さんは治療じゃなくて、健康診断だよ。みんなやるでしょう、健康診断。ちょっと血圧だけ計らせてよ」

強制的な診療はダメです。フランクに根気よく語りかけます。そうしていると患者さんも少しずつ気を許し、「じゃあ血圧だけ」ということになります。そこで「じゃあ採血もしてみようか」「そうですか、じゃあ」というようなことで、小さなコミュニケーションを大切にして診療につなげていくわけです。

認知症の患者さんへの往診は、このようにしてまずは患者さんとのコミュニケーションを築かなければ不可能です。そして相手を尊重し、押しつけず無理をせず根気よく積み重ねていけば、必ず心を開いてくれます。

聡子さんも、そうこうしているうちに「いろいろつらいことがあるのよ」と、自分の症状を話してくれるようになりました。そうなれば「そうか、じゃあお薬出すよ」ということになって、治療につながるようになっていくのです。

当初はドネペジルだけの服用でしたが、私はさらに作用の異なるメマンチンという認知症薬をプラスしてみることにしました。最初は以前からあった頭痛がひどくなる副作用が見られましたが、用量などを微妙に調整しながら継続していくと少しずつ慣れてきて、やがて認知症症状の回復の兆しが少しずつ見えてきました。

小規模多機能型の通所へ

その後、腎盂炎にかかったり、ドネペジルの量を変えたときに幻覚・幻聴が出たりしましたが、その都度薬物治療を調整して病状を緩和させていきました。そして、往診を開始して1年ほど経過した段階で、通所（小規模多機能型居宅介護）を利用できるようになりました。

もともと家に閉じこもって通院も往診も拒否するくらいだったのが、第一段階で往診が可能になり、次に週3回の通所もできるようになりました。これは、家族にとっては非常に嬉しい変化になるわけです。

もちろん、最初のうちは嫌がって事業所に来てもらえないこともあります。そういうときは事業所のスタッフが訪問介護で繰り返し訪ね、往診のときと同じように少しずつなじみの関係をつくっていきます。同じスタッフで慣れてもらうことは非常に重要で、これは訪問・ショートも併用できる小規模多機能型居宅介護のメリットでしょう。

スタッフが何度も訪問していくと、機嫌が良いときは来てくれるようになります。しかし、次回には続かないことも少なくありません。それでも根気よく続けることが大切で、無理強いをせず、患者さんを尊重して、しっかりと信頼関係をつくっていくことが大事です。それが成功すれば喜んで通ってもらえるようになり、それとともに認知症の行動・心理症状は改善してきます。まずは事業所のスタッフが顔なじみになることからスタートです。

聡子さんの場合は、現在までの段階で認知症の中核症状が大きく改善したということはありません。やや高度な認知症という状態は続いています。しかし、機嫌よく通所し穏やかに暮らしている聡子さんを見て、ご主人や息子さんはとても喜んでおられます。

認知症は薬（医療）だけでなく、介護事業所への通所（介護）も、症状改善に大きく貢献します。このような医療と介護の緊密な連携は、大学病院のような大きな医療機関では困難であるのが現状です。認知症治療は、病院には限界があるのです。

当会のように地域の医療法人がグループで認知症の方中心の介護事業も行い、地域に立脚した密接な連携をつくるということは、いま認知症をどうするかという問題解決のために、とても有効な取り組みになっていると痛感しています。

その人らしい生き方を支援。小規模多機能型居宅介護事業所の挑戦……高杉春代

須藤栄子さん（78歳）は、元歌劇団のダンサーです。ダンサー時代にご主人と知り合って、熱烈な恋愛の末に結婚されました。その最愛のご主人に9年前に先立たれ、須藤さんは悲嘆に暮れていました。そして4年前に一人息子さんも亡くされたのです。

それからは寂しい独り暮らしとなりましたが、それでも須藤さんは一人で映画を観に行ったり外食したりして、元気に暮らしておられました。また、高血圧や心臓病などで当クリニックの通院も続けていました。

ところが、3年ほど前からもの忘れがひどくなり、そのために友だちとトラブルになることもしばしばでした。金銭管理の面でも危ないことが多く、須藤さん自身、独り暮らしの生活に不安を感じていました。ときには今の自分がわからなくなり、パニックを起こすこともありました。

こうして須藤さんは、当クリニックのもの忘れ外来も受診することになりました。

もの忘れ外来では大場院長の診察以外に、相談担当保健師である私もお話を伺います。

若いころから華やかな世界で生き、老後もひとり気ままに暮らしていた須藤さんですが、このようになっても頼るところがない状況に、診察室で「私はどうしたらいいの」と泣きじゃくることもありました。

そのころ、ちょうど当医療法人では小規模多機能型居宅介護事業所『えがお』を開設しました。スタッフには須藤さんの知人も数人いるので、こちらの通所介護やショートステイに通ってみることになりました。ところが、須藤さんは反発します。

「私はここで何をすればいいの？　楽しくないわ」

「あの人と泊まるのは、いや」

機嫌が悪いときは、来てくれないことも多々ありました。でも、そんなときは馴染みの介護スタッフが訪問して、困っていることをさりげなくお手伝いします。

ショートステイに来てくれるときは、素敵な帽子をかぶり、ゴージャスなマフラーとドレスを風にたなびかせ、バギーを引いて歩いてきます。「どちらにお出かけですか？」と聞くと、「パリの『えがお』に行くの」と言ってくれます。

しかし、こうしてスタッフが須藤さんに気に入ってもらえるようにいくら工夫しても、須藤さんの望む暮らし方はなかなか提供できないまま時間が過ぎていきました。

そんなあるとき、『えがお』にゴスペルの指導者が訪れて、定期的に発声の基礎から教えてくれるようになりました。「昔とった杵柄」で須藤さんが歌ってみると、さすがは元歌劇団、素晴らしい歌声です。練習を重ねるほど、声量も出てきました。本人もまんざらではないようです。5か月後、チャリティコンサートにほかの認知症の患者さんとともに須藤さんがサプライズ出演することが決まりました。それからは練習にも緊張感が生まれ、事業所には毎日のように大きな歌声が響きわたりました。

本番当日が近づいてきたとき、衣裳の話に花が咲きました。誰もキャリアは須藤さんにかないません。ご意見を尊重し、美しい衣裳を仕立てました。

さすがに舞台慣れしている須藤さん、当日は素敵な姿で、自信たっぷりに堂々と歌い上げました。この日のコンサートには400人あまりが参加しましたが、このゴスペルの発表がいちばん観衆を感動させたと称賛されました。須藤さんはじめ多くの患者さんの一生懸命な歌声は、人の心に届き、大きな感動を抱かせる力を持っていたのでしょう。

須藤さんはいま認知症ながらも、小規模多機能事業所をフルに利用しながら、自分らしく地域で暮らしておられます。

第1章

「認知症急増時代」医療の主役は「かかりつけ医」に

大場敏明

急増する認知症、まもなく患者数500万人に

高齢化と生活習慣病により急増

認知症は、非常な勢いで増加しています。

2013年6月に発表された厚生労働省の調査では、認知症と診断された人は462万人にのぼりました。高齢者（65歳以上）全体の15％を占める数字です。さらに認知症の早期発見の重要性から最近注目されている「軽度認知障害（MCI）」の人（認知症予備軍）は、全国に約400万人もいることがわかりました。これらMCIの人は、適切な治療とケアを行わず放置されると、5年後には半数が認知症に進むと言われています。

「認知症500万人時代」は、いずれ確実に到来します。そして予備軍の方も含めれば「800万人時代」です。そのとき現状のままではどうなるのか、少し背筋が寒くなります。

なぜ、認知症はこんなに増えているのでしょうか。第一の理由として、もちろん高齢者が増えていることがあげられます。

いま日本は、65歳以上の高齢者の割合が21％以上の「超高齢社会」に突入しています。

認知症の年齢階級別有病率（２００８年）を見ると、65～69歳が１・９％、70～74歳が４・５％、75～79歳が８・８％、80～84歳以上が18・１％、85歳以降が34％となっています。

認知症は加齢だけによって起こるものではありませんが、加齢は大きな危険因子であることに間違いはありません。したがって人々が長生きする超高齢社会では当然、認知症も増えていきます。

私が住み、診療をしている埼玉県三郷市は、かつては「若い市」と言われていましたが、近年は高齢化の速度が何と日本一（すなわち世界一）と言われてきています。これは、親・家族を引き取ったり、少子化などの影響です。この結果、当然のことながら認知症も急増し、認知症の増加速度も日本一になっているかもしれないのです。

第二に、生活習慣病との関連が、近年強く示唆されてきています。

日本は今後さらに、戦後ベビーブームの「団塊の世代」が70代、80代に入っていく時代になっていきます。高齢化がさらに進み、欧米化された生活の影響で生活習慣病も増えています。そして生活習慣病の人は認知症になりやすく、糖尿病は約2倍、高血圧、脂質症などの方もリスクが高いとの研究結果が示されています。たとえば、脳卒中の後遺症や多発的に現れる小さな脳梗塞によって起こる血管性認知症は、高血圧の人が３・４倍もかかりやすいという統計があります。また血管を傷める糖尿病も血管性認知症を招きやすく、リスクは2・7倍に上がると言われています。

アルツハイマー型認知症についても、糖尿病や高血圧などがリスク要因になっていることを示す調査結果が報告されています。日本の久山町研究、欧米でのロッテルダム研究など、最近の15年間の大規模な疫学的研究調査によって、糖尿病の人はそうでない人に比べて2〜2・3倍も認知症になりやすいことがわかっています。また病理学的にも、アルツハイマー型認知症と糖尿病との関連は明らかになっています。

さらに「肥満の人はアルツハイマー型認知症になりやすい」「喫煙やアルコールの多量摂取はアルツハイマー型認知症になりやすい」という報告もあります。このように、認知症の患者さんはこれまで以上に増加していくことが予想されています。

また、ここ20年で認知症という病気についていろいろなことがわかってきて、適切な治療やケアによってその症状は大幅に改善できることが、一般の人にも理解されるようになってきました。その結果、かつて「絶望の病」と言われ、「認知症になったら隠してしまう」のが当たり前だった時代に比べれば、早めに受診して治療を受ける患者さんが増えてきました。こうした時代の変化も、患者数の統計に影響していると思われます。

認知症医療のこれからは「ともに歩む時代」

　これまでの20年で、認知症という病気についての認識は大きく変わりました。認知症はあきらめなくてよい、医療とケアで改善できる病気になりました。

　そしてこれからの20年で、また認知症は大きく変わっていくことでしょう。「認知症500万人時代」とともに、「認知症新時代」が到来しているのです。

　しかし、新しい認知症薬が登場し、診断技術も進歩してきた一方で、それを活用して個々の患者さんに的確に対応していく医療体制がそれぞれの地域で万全に整っているかというと、それはまだまだ不十分と言わざるをえないでしょう。

　認知症は、専門医による最新の治療だけで解決するものではありません。認知症は早期発見が重要ですから、まずはスムーズに安心して早期受診ができるような体制が地域に確立されていなければなりません。そこでは、行政にも大きな役割が求められます。

　当然、地域で開業する町医者（かかりつけ医）は、患者さんやその予備軍の方たちを受け入れる体制を整えていかなければなりません。新たに認知症という病気についての勉強が必要ですし、これまで以上のネットワークづくりが必要になってきます。

　さらに認知症の治療は医療とケアの両輪で、できる限り早期にスタートすべきことから、診断が確定した患者さんをスムーズに受け入れる介護事業所など、認知症ケアの事業所の量と質が準備されていることも必須です。受診して診断が確定した患者さんが、同時にそうしたサービスの相談窓口に立てるような連携が欠かせません。

認知症の新時代とは、患者さんの地域での生活を支える「ともに歩む時代」ととらえなければいけません。認知症の新時代で患者さんを支えるのは①認知症医療だけではなく、②介護サービスと③地域の支えと家族の支援を含めた3本柱（トライアングル）でなければいけません。医師は、診察室以外のことは知らないでは困るし、家族も医師まかせ、事業所まかせではうまくいきません。みんなで、患者さんとともに歩んでいく、そこが重要になります。

あきらめず、患者さんの生活と人生を支える医療と介護へ

「痴呆症」は人生をあきらめるしかなかった20世紀

私が認知症医療に関わるようになったのは、25年ほど前のことです。

そのころすでに脳が萎縮して認知機能が衰えていくアルツハイマー病のことは知られて

いましたが、まだ「認知症」という用語はなく「痴呆症」あるいは「老人ボケ」などと呼ばれ、早期発見は難しく、認知症治療薬もありませんでした。「アルツハイマーは治らない」というのが医学的な常識だったのです。

一般的にはベストセラーとなった有吉佐和子の小説『恍惚の人』（１９７２年）のイメージが強く、痴呆症の最期は悲惨だと思い込まれていました。家族の顔も自分が誰なのかもわからなくなる、精神が冒されて暴れる、外出すれば行方不明になって大騒ぎになる、介護・看護が大変で家族が困り果てる、といったマイナス面ばかりが強調され、医療や介護の面からの現実的なアドバイスはほとんどない状態でした。

家族も本人も、そして医師さえもが「痴呆になったらあきらめるしかない」と考えていた時代だったのです。

私は老人病棟の一般内科医として認知症の患者さんたちと関わるようになりましたが、その当時の私の役割は、患者さんの異常な精神症状を一刻も早く抑えるため、精神科医と協力して向精神薬（精神病の薬など）を処方することが主でした。それは、患者さんを人間として扱い、その尊厳を尊重したうえで行われる「治療」とはほど遠いもので、暴れる人を薬で抑えておとなしくさせるための「措置」にすぎないのが実情でした。病棟管理が少しでも円滑にまわるようにと、それが主目的だったのです。

私が勤務していた病院が異常だったわけではありません。そこは元来、良心的な医療を目指し、精神科は全開放病棟でしたが、認知症の患者さんに対する「三つの拘束」（物理的拘束・薬物的拘束・言葉による拘束）は、必要悪として当たり前のように行われていました。患者さんは病気になっただけで犯罪を犯したわけでもないのに、人として扱われず、結果として自分らしい人生をまっとうできない場合も少なくありませんでした。

いかに立派な人生を歩んできた人でも、痴呆症になる危険性はあり、そうなったとたん人間扱いされず、悲しい終末を迎えることになってしまう。「それは仕方のないこと」というのが当時の認知症医療だったのです。

初の治療薬と新しい介護保険制度

1999年、日本で初めて認知症（アルツハイマー型認知症）治療薬ドネペジル（製品名『アリセプト』）が認可され、使えるようになりました。また翌年から新しい介護保険制度が始まりました。

認知症という病気に対して「医療と介護」の両輪で、新しい画期が同時に到来し動き始めたのです。あきらめないで支える新しい時代に、大きな期待が寄せられました。

一方、そのころ私は老人病棟での認知症医療に限界を感じていました。認知症の患者さんは地域で支えなければならない、患者さんがずっとかかっていた地域のかかりつけ医が活躍しなければ、あるべき認知症医療はできない、そう考えて病院を退職し、地域医療・高齢者医療を担うべく当クリニックを開業しました。

そして翌年に医療法人を創立し、認知症の人の介護事業の準備も進め、志を同じくするスタッフにも次々と参加してもらい、３年後にはグループホームを開設、さらにクリニックでは完全予約の「もの忘れ外来」も隔週でスタートさせました。こうして私たちが理想とする「その人らしい生活と人生を地域で支える認知症医療」を、現在まで実践していくことになるわけです。

ドネペジルと介護保険の登場が、現在の当医療法人の大きなきっかけとなったことは間違いありません。それほど大きな転換点でした。

しかし大きな期待を胸に開業したものの、夢の認知症薬が「期待したほどではない」とわかるまで、そう時間はかかりませんでした。ドネペジルの効果が実感されるのは投与した患者さんの３〜４割くらいですし、効果があったとしても持続期間は限られていました。

唯一の治療薬であるドネペジルが効かなければ、薬物治療は「あきらめるしかない」という状況です。そこで私は症状緩和のために漢方薬の活用も追求し、もの忘れ外来や往診（在宅医療）のなかで認知症の患者さんに処方しました。

一方、グループホームでの介護への取り組みによって、認知症の患者さんの状態が明らかに改善していくことを実感するようになりました。何かを「やらせる」、必要なことをする「してあげる」ケアではなく、患者さんが健康だった時代の自立した生活を取り戻そうとする「自立生活支援のケア」は、薬物治療以上の効果が現れることも珍しくなかったのです。私たちは「その人らしい生活と人生を支える」ことの大切さを確認し、介護事業所のスタッフ教育に力を注ぎました。

認知症というのは、新薬や介護保険制度だけで解決する問題ではありませんでした。しかし実践的な経験のもと、個別ケアと自立生活支援の努力を継続していくことで「あきらめないで支える医療・ケア」は可能だということを確信できたのです。

認知症医療・介護における薬物治療の役割は、全体の2〜3割にすぎない、というのがいま私が実感しているところです。残りの7〜8割は、認知症ケアと地域（家族）の力が大きい。そこを医師が理解することが求められています。

20世紀末の「痴呆症問題」は、いまも再生産されている

問題が多かった「痴呆症入院医療」

高齢化とともに認知症が増加しています。そして、認知症の医療もここ20年で驚くほどの進歩を遂げましたが、それ以前の実態は、先ほど述べたように、とても厳しいものでした。

極論を言えば、以前は「人格を失って何もわからなくなってしまう痴呆症は治らないのだから、社会に迷惑がかからないように隔離して、患者さんにはおとなしくなってもらうことが一番」と、そういう認識でした。それから比べれば、この20年は大きな進歩と言えるでしょう。

しかし、その前時代的な「患者さんの人格を無視した」医療や介護の「残りかす」が残念なことに現在も見られます。特に旧来型の精神病院における認知症の入院医療には、いまも大きな問題が残っていることを指摘せざるをえません。

ここで、私たちが実践している「その人らしい生活と人生を支え、ともに歩む」認知症

医療およびケアとは一八〇度異なる前時代的な問題を簡単に指摘し、さらにその問題は現在もなお少なからず残っていることを確認しておきたいと思います。

20世紀末の認知症医療

前述のように、私は一般内科医として、１９９０年ごろから認知症（当時は痴呆症）医療に携わってきました。世紀末にあたるその10年間は、精神科に併設された老人病院で入院患者さんを診ていました。精神科医と協力して認知症医療を担当していたのです。

そのころ認知症の早期発見は難しく、多くは「年のせい」と片づけられ、もの忘れ程度で受診しよう（させよう）と思う人もいませんでした。そもそも現在の「もの忘れ外来」のような、受診できる医療機関もなかったのです。

しかし認知症は、病気が進行するとさまざまな「問題行動」を起こすようになります。認知機能障害という認知症の中核症状のほかに、幻覚・妄想、暴言・暴力、引きこもり、介護拒否など、行動・心理症状と呼ばれるさまざまな困った症状が出てくるようになるわけです。それがひどくなって介護が困難となり、ようやく医療にかかるというのが当時は一般的でした。そしてその受け皿は精神科しかなかったのです。

当時はまだ認知症の薬（ドネペジル）が登場する前で、介護者や社会が困るアルツハイマー型認知症の行動・心理症状は、精神疾患に対して使う薬物（抗精神病薬など）によって抑えることしかできませんでした。このため行動・心理症状を起こした認知症の患者さんは、そうした薬物を使い慣れている精神科医の診療を受けることになるのです。

行動・心理症状がひどくなって在宅生活が困難になると、入院となります。その多くは、完全閉鎖の精神病院か老人病院などへの入院（〝収容〟）でした。

横行していた、患者さんに対する「三つの拘束」

私が勤めていた老人病院は閉鎖病棟ではなく、良心的な医療を追求していました。

当時の担当患者を振り返ってみると、１年間で退院していった29名の患者さんのうち、急性期病院への転院は12名（41％）、自宅に帰られた人が10名（34％）、死亡退院が４名（14％）、老人ホーム入所が３名（10％）でした。

ここからわかるのは、この老人病院は現在で言うショートステイ機能も果たしていたということです。また、病状が悪化して急性期病院での治療が必要になった患者さんも多いことから、中間施設的（あるいは在宅支援の）機能も果たしていたとも言えます。行き場を失った認知症患者さんを収容する目的の、巨大病院における精神科単科の終末期病棟とは根本的に異なる役割を果たしていたのです。

ところが、こうした良心的と言える老人病院でさえ、患者さんに対する「三つの拘束」は当たり前のように行われていました。

病棟出入口の施錠はもちろん、時には患者さんの部屋にも鍵が掛けられ、つなぎ服、拘束帯・抑制帯（「安全帯」と呼ばれていた）などの直接的な身体拘束も日常化していました。すなわち「①物理的拘束」です。

そして行動・心理症状、すなわち「問題行動」に対しては、精神疾患のための抗精神病薬・鎮静剤・睡眠薬などが、もちろん少量からでしたが投与されました。病気によって起こり拘束によってさらにひどくなっている行動・心理症状は、薬物で抑え込み、病院管理に従わせようとしていたのです。「②薬物的拘束」と言えるでしょう。

看護・介護スタッフからは、まるで囚人に対するように声高の「指示・命令」が飛び交っていました。「③言葉による拘束」です。

看護・介護活動も病棟管理・集団管理を中心としたもので、「その人に寄り添う」看護・介護とは正反対のものにならざるをえませんでした。

患者さんの生活と人生を見ない治療・介護

こうした「治療」の目的として重要視されていたのは、患者さんの全人的な価値観や幸福ではなく、「おとなしく生活してもらうこと」でした。

そもそも思春期から青年期に発症することが多い精神疾患の薬は、そのままでは高齢者には強すぎます。しかし目的は鎮静ですから、少量から使う原則はありますが、しばしば増量され、多剤併用となりかねません。そうなると薬物の副作用などによって患者さんは①嚥下力の低下、②筋力・反射神経の低下、③意識レベル・認知力の低下などを起こし、日常生活動作（ＡＤＬ）はさらに低下してしまいます。

この三つの機能低下は、認知症以上に患者さんの生命や生活に危険や悪影響を与えます。

①嚥下力の低下では、まず栄養状態が悪くなります。また、飲み込むものを気管に入れてしまう「誤嚥」を起こしやすく、それによって誤嚥性肺炎を起こす危険が高まります。誤嚥性肺炎は、高齢者の死亡原因として最も多いものです。

②筋力・反射神経の低下は、転倒事故の危険を大きくします。お年寄りの転倒は骨折を起こしやすく、寝たきりになって生命力をさらに低下させていくことにつながります。

③意識レベル・認知力の低下は、認知症自体を悪化させるということです。認知症の治

療をしているのに認知症をより悪化させてしまうという大きな矛盾です。おとなしくさせるために薬物で意識レベルや認知力を落としてしまうというのは「非人道的」ですらあると言わざるをえません。

病院で認知症をさらに悪化させてしまう要因としては、看護・介護における物理的拘束や言葉による拘束も同様です。そのような扱いを受けた人は誰でも、怒り、悲しみ、不安の渦に巻き込まれるでしょう。そのストレスがさらに認知症の進行を早め、行動・心理症状を悪化させ、そして三つの拘束がさらに強められる結果になります。患者さんにとってこの悪循環は蟻地獄のようなものだとも表現できるかもしれません。

当時、私自身も自己嫌悪にさいなまれながら、時に薬物治療を強めるしかありませんでした。そうすれば最悪の場合、患者さんは「その人らしい生活と人生」のための活力や生命力を失っていき、最後には喪失し、悲しい終末期に至ってしまいます。

そうした日常の中で、「はたして、このままでいいのだろうか」という疑問を抱えながらの病院勤務時代だったのです。

いまこそ、かかりつけ医（町医者）の出番

この１９９０年代の老人病院時代は、新しい介護保険制度の準備期でした。

そのころ私は、北欧の福祉・介護の報道に触れ、また北欧各地における老人施設やグループホームの試みも見聞してきました。その中から、認知症の方にとって最も重要なのは、医療とともに生活の場・住環境であり、家族・介護者などとの人間環境であることを確信してきました。

つまり、拘束が横行するようなそれまでの日本の入院環境は、認知症の患者さんにとって最も劣悪なものであるということです。北欧で見たように、拘束のない開放的なグループホームは、そうした中で一つの理想に見えたのです。

第一に大切なのは、三つの拘束がないことです。また、その人に寄り添っていくことで穏やかな生活環境を提供する、ということです。つまり、介護側の管理の立場ではなく、患者さんの生活を中心にした介護を行う、ということです。

半ば絶望的に認知症医療に取り組んできた私は、そこに希望を見いだしたのです。

ところが、それは現状の病院医療の展開では不可能でした。そこで私は理想のグループホームの開設も展望した医院開業のために退職し、「その人らしい生活と人生を支え、と

もに歩む」認知症医療および認知症ケアの実践をスタートさせたわけです。

現在、認知症医療とケアは大幅に進歩したものの、それを患者さんや家族に適切に提供できる医師は、まだ多くはありません。このために、認知症治療でまず重要な「早期診断」は後手にまわり、たとえ早期診断された患者さんも地域のかかりつけ医から大病院の精神科・神経内科などの専門医のもとへ移されるケースも多く、そこで「薬物治療中心の医療」が行われることになります。根本的な問題は解決していないのです。

急激に認知症高齢者が増えていく21世紀初頭、地域で認知症の方たちを支える課題は大変重要になってきています。いまこそ地域医療の担い手であり、高齢者を多く治療し、その生活も見られる、われわれかかりつけ医（町医者）の出番だと言えるでしょう。

認知症医療と介護の「新時代」を浸透させよう

一方、介護分野はどうでしょう。新しい介護保険制度が始まって、認知症ケアの重要性が広く認識されるようになってきました。しかしその内容・質の面は、まだまだ理想にはほど遠いと言わなければなりません。

その第一は、患者さんの代わりに何かをやってあげる代行的「身体介護」が現在も中心になっている、ということです。入浴をさせてあげる、着替えさせてあげる、食事をさせてあげる、トイレに連れて行ってあげる、そういうことに終始せざるをえないわけです。これだけでは患者さん自身が「自分で生活する（自立生活）」という気力と能力を失わせる結果にもなり、それが患者さんの身体機能の廃用・後退を促進してしまうのです。

一方で、一人ひとりの患者さんの生活や人生全体に目を配り、それを守る、支援するという本来の認知症ケアは、脱落してしまいます。個々の患者さんの生活や人生を見ること（個別ケア）は、プログラムに従い一律に何かをさせる、マニュアル通りに行うケア（集団的ケア）に比べれば、非常に手間がかかるのです。

介護保険制度の施行後、営利企業が「介護市場」に多く参入し、効率第一、営利第一で事業を拡大してきたことも影響しているでしょう。それによって競争は激化し、事業者はいっそう経営的な合理化を優先せざるをえなくなってきます。介護分野でも「悪循環」が強まっているのです。

現在の介護保険制度では、人件費などの問題があり、良心的に患者さんの生活を支える介護を小規模で行うこと（個別ケア）は、なかなか大変です。国は市場原理を取り入れて「とにかく数をさばいてくれ」と言っているのかもしれませんが、それではいまの認知症の問題は解決しないと、強く指摘しなければなりません。現状のままでは、認知症の急増時代、特に介護の質を担保する点で、とても対応できないでしょう。

現在でも、三つの拘束や管理的な認知症ケアの事業所が少なくありません。

患者さんの自立的な生活を支え、その人らしい人生を過ごせるよう支援することが、認知症の急増という問題への対応としていちばん必要な方策です。

認知症の医療と介護は進歩しましたが、それもまだ15年のことです。まだまだ前時代の悪い部分は引きずられています。そこに対する問題意識をしっかりと持ち、反省し、介護の質を向上させていかないことには、認知症の新時代に間に合わないと言えるでしょう。

証言

認知症の方に寄り添って……

保野厚美（当医療法人　介護部看護職員）

高齢者の看護と介護に携わって、33年になります。以前勤務していた病院には高齢者病棟と精神科病棟があり、高齢者病棟は120床を二つの病棟に分けて配置してありました。入院している患者さんのほとんどは高齢者です。寝たきりや車いすで、認知症の方も多く、転院先がなかったり在宅介護が困難で長期入院されている方が多いところでした。

当時は認知症の行動・心理症状への理解が低く、大声、徘徊、離院、抵抗、拒否等々の対応に苦慮していたことが思い出されます。

病院では治療と患者の安全が優先され、事故を起こさない、転倒させないことを第一としていました。職員の責任とストレスは大きく、身体抑制廃止の指導があったあとも、車いすからの転倒を防ぐための安全帯の使用、安定剤などの使用が行われていました。

その後、大場先生のもとで介護の職場に移り、これまでの病院とは異なる環境で認知症の方と向き合うことになりました。認知症の方と密接な関わりをもってケアをしていくことで信頼関係が生まれ、馴染みの関係の中で、患者さんに安心と安楽な生活を提供できることがわかりました。特に、そうしたケアによって認知症の行動・心理症状が格段に改善していくことを数多く経験し、新たな学びとなりました。

行動・心理症状の改善は薬だけに頼らないこと、厳しい言葉による注意や指導、身体抑制は症状を悪化させ、さらに抑制を強めるという悪循環になってしまうこと、現象だけにとどまらず原因と背景を探り、その方が求めていること、思っていることに近づいて接する介護が大切であること、などを認識させられています。

振り返ると、過去の病院での身体抑制は私の苦い思い出になっています。しかし病院として機能すること、当時の職員体制や認知症の行動・心理症状への研究不足、情報不足からは、仕方がない状況であったことも、また事実ではないかと思います。

近年、認知症は徐々に解明され、より効果的な治療が期待されています。しかし、薬の治療だけに頼るのではなく、認知症の方の心の奥深くまで理解して介護し、接する心のケアが大切です。それができているか、私は今後も自分自身に問いかけ続け、認知症の方に寄り添っていきたいと思います。

かかりつけ医でも可能になってきた認知症医療

「ともに歩む」認知症新時代

「認知症は治療法がないから、あきらめるしかない」

「対処のしようがないから、家族が困ったら入院させるしかない」

つい10数年ほど前まではそう考えられていましたが、いま認知症医療は大きく変わろうとしています。それは、これまで専門医療中心に治療体系が立てられていた認知症は、かかりつけ医が地域で主体的に取り組んでこそ解決できるのだ、という認識が確立しつつあるからです。

たとえば2011年には、あらたに3種類の認知症薬が認可され、われわれのような町医者（かかりつけ医）でも使用できるようになりました。また、早期治療のために早期診断の重要性が叫ばれ、かかりつけ医の的確な対応が求められるようになってきた中で、いま認知症の早期診断はかかりつけ医でも可能になってきています。

認知症ケアの面でも、患者さんとともに歩む、ともに生きることの重要性が広く認識されるようになりました。地域における認知症対策として厚生労働省が2005年から始めた「認知症サポーター」の事業では、サポーターの数が全国で360万人を超えるなど、地域の力も着実に強くなってきています。

厚労省が「地域で暮らし続ける」ことを目標に2012年に発表した「オレンジプラン（認知症施策推進5か年計画）」は、在宅での支援を中心にしていくこと、早期ケアが今後の課題であることなど、新時代に向けて政策的な方向性を打ち出しています（第2章参照）。その目的は、やはり認知症になっても患者さん本人の意思が尊重され、住み慣れた地域の環境で暮らし続けることができる社会の実現です。

それは個々の地域の取り組みに大きく関わっていて、地域による格差も現れ始めています。それでも全体として、認知症の患者さんの「地域で生活を支える」という視点が重要視されてきていることは間違いありません。

いまだ根本治療ができない認知症ですが、医療と介護の力でより早期に対処していくことで患者さんやその家族の生活を守っていくことが重要です。そのために必要なのは、専門医頼みではなく、地域の行政や介護施設などとも密接につながったわれわれ町医者（かかりつけ医）の出番だという認識と活動の強化です。われわれがしっかりと研鑽を積み、地域医療の中心課題の一つとして本格的に取り組むことです。

期待される、かかりつけ医の活躍

最近の医学誌・医療誌に掲載された認知症医療に関連する記事にも、同様の指摘が多く見られます。簡単に紹介しておきましょう。

『Clinician』（2012年5月号）の巻頭では「認知症時代への挑戦」として、鳥取大学の中島健二教授が、認知症の治療には薬物療法のみならず「ケアやリハビリテーション、介護なども含めたトータルな医療が求められる」と指摘し、地域に適した、地域による、地域のための地域連携を構築した認知症への対応が重要であると述べています。

また岡山大学の阿部康二教授は、「認知症診療でかかりつけ医に期待する役割」と題した文章で、①超高齢化社会におけるかかりつけ医の重要性、②認知症患者を取り巻く環境の変化、③認知症の種類と症状――中核症状と行動・心理症状、④認知症の新薬の登場、⑤ＢＰＳＤ（行動・心理症状）の評価―簡易スコア、⑥新しい認知症診療のケアとスタイルなどを取り上げ、急速に変わりつつある家族関係の中で、かかりつけ医の役割は今後ますます重要になると述べています。

『日本医師会雑誌』（２０１２年６月号）では「認知症ｕｐｄａｔｅ」のテーマで特集が組まれ、東海大学の北川泰久教授は巻頭言で「早期診断のために（略）画像診断の進歩が著しく（略）かかりつけ医と専門医の役割分担と連携の重要性はますます高まる」と述べています。また同誌の「認知症診断・治療の進歩と医療連携」をテーマとした５人の専門医による座談会では、

①認知症が増加しており、独居の方が半数以上になり、積極的な予防・対応が必要、
②認知症と生活習慣病との関連が最近注目されており、加齢によるＡＤ（アルツハイマー型認知症）の発症・促進にかなり影響を与えている、
③軽度認知障害（ＭＣＩ）の診断など、早期診断・早期治療の重要性、

④認知症治療薬とその使い方として、ＡＤではごく早期の段階から開始することが有効、などの議論が展開されました。

『日経メディカル』（２０１３年1月号）では、特集「医師を襲う10の大問題」の三つ目として「認知症が医師の〝必須科目〟に？」を取り上げていました。

総患者数に占めるアルツハイマー型認知症の患者数は、２００６年度には１・２６％だったのに対し、２０１１年度には5・９５％に増加している、このため近年はプライマリケア医（最初に患者さんを診る医師＝かかりつけ医）も外来で認知症患者を積極的に診ることが求められつつある、としたうえで「今後はプライマリケア医が中心となって認知症を診ていく必要があるだろう」と論じられていました。

早期発見・早期対応を地域のかかりつけ医の手で

認知症は、ただ患者さんだけの問題ではありません。認知症が進めば必ず家族（縁者）の介護が必要になり、さらに悪化すればその介護は苦難を極めることが少なくありません。また患者さん本人にとっても、病気が進行することによってそれまでの自分らしい生き方が困難になっていきます。

しかし、的確な医療と認知症ケアの組み合わせによって進行は大きく食い止めることができます。たとえ病気が進行していったとしても、的確な医療とケアを継続することで患者さんが自分らしい人生を送ることは可能ですし、それは同時に介護の方の負担を大きく軽減することにもつながっていきます。

このような医療と認知症ケアは、できるだけ早くスタートするに越したことはありません。もしも「軽度認知障害（ＭＣＩ）」の段階で予防事業として始められれば発病の危険性（約５割）は大きく下げることができるでしょうし、たとえ発病していても軽度〜中等度の段階であれば治療とケアの効果も期待でき、進行を食い止めることができます。

逆に、最初に「おかしい」と思って受診した患者さんの認知症が見逃され、「やっぱり異常はない」と本人や家族は安心して何も対処せず、気づかないうちに進行してしまう場合があります。そうなると、認知機能障害や行動・心理症状が明確に現れて、診断がついたときにはすでに中等度〜重度の認知症に陥っていて改善が困難になっていることが少なくありません。その後の家族の介護の苦労も、それだけ大きくなってしまうのです。

認知症の早期発見でも活躍しなければならないのが、私たちのように患者さんをかかりつけで診ている地域のかかりつけ医なのです。

生活習慣病患者さんから早期発見を

かかりつけで診ている高齢の患者さんは、多くの場合、生活習慣病のコントロールのために通院されています。つまり高血圧症、高脂血症、糖尿病などの「持病」があって、それが悪くならないように定期的に医師が診ているわけです。そうした中から、患者さんが認知症になっていくことは少なくないのです。実際、生活習慣病が、認知症の明確なリスクになっていることがわかってきたのは、27～28ページで触れた通りです。

われわれかかりつけ医は、70代の高齢者で10人に1人が認知症であり、80代になると5人に1人、80代後半で3人に1人の割合で発症してくるという目で、地域医療に従事する必要があるのです。気がついたら行動・心理症状が出ていて、中期以降の認知症だったとならないように、目の前の外来通院患者さんや地域の住民に対して、早期発見の構えで地域医療に従事するべきです。

また外来患者さんの多くは、生活習慣病で通院されている高齢者です。あらためて認知症発症の危険因子であると注目されている高血圧・耐糖能異常・脂質症などの罹患者は、年齢別有病率に加えて、生活習慣病関連の相対危険度を加える必要があります。たとえば、70代の生活習慣病患者さんは年齢的には10％くらいの危険率で、生活習慣病があると相対危険度が約2倍に上がるので、5人に1人くらいの認知症発症率であるとして診療に当たる必要があります。80代の患者さんでは、何と2・5人に1人くらいの発症率となります。

高血圧をコントロールし肥満に注意する、タバコはやめてアルコールもほどほどに、適度な運動と十分な睡眠を心がけ、ストレスはできるだけ避ける……といった高齢者のかかりつけ患者さんへの生活習慣病対策のアドバイスは、そのまま認知症予防のためでもあるわけです。しかし、生活習慣病を認知症のリスクに結びつけて考える開業医はまだまだ少なく、そのために認知症の早期発見を見逃しやすい状況は、いまだに多いと言えるでしょう。

認知症は、かかりつけ医が診る

私は、かかりつけ医として活躍している町医者こそ、もっと積極的に認知症に取り組むべきだと考えています。それは、先ほど紹介した医学者の発言や医療誌での報告通り、現在の日本社会が強く要請していることだからです。

その理由は、以下の四点にまとめられます。

第一に、認知症専門医は人数が限られており、すべての認知症患者さんを診られるわけがありません。今や認知症は決して珍しい病気ではなく、かかりつけ医が中心となって診断・治療していくべき「ありふれた病気」なのです。

第二に、すでに述べたように、生活習慣病が認知症のリスクであり、その治療が認知症の予防になる、ということです。長年かかりつけで診ている患者さんが、生活習慣病から心臓病や脳卒中にならないように注意するのと同じように、認知症が発症していないかどうかをチェックするのは、かかりつけ医が適任です。

第三に、認知症は脳神経内科の病気で、心の病気とは違います。したがって「認知症は精神科医に」という発想は古い時代のものです。精神科の薬を使うこともありますが、精神病への使い方とは異なっています。特に、生活習慣病から認知症を併発した軽度・中等度認知症の診療は、かかりつけ医がしっかりと取り組むべきです。

第四に、認知症は、ただ病気の原因を追求して治せばいいというものではありません。認知症という病気は、患者さんの生活そのものが障害されていく社会的な要素も含んでいます。したがって患者さんの生活も見ていく姿勢がなければ、認知症の治療はできません。そこに地域でのケアとの連携が生じてくるわけです。それはまさにかかりつけ医の守備範囲です。

これまで認知症という病気はわからないことが多くあって、「治らない」ということが前提でした。このため開業医が認知症を診ることは、さまざまな理由から「荷が重い」と考えられてきました。しかしいまやかかりつけ医（町医者）でも、認知症に積極的に取り組む環境が整ってきているのです。

町医者である私が認知症医療の最前線で実感するのは、画像診断などによる早期診断の進歩と、使用できる認知症薬が４種類に増えたことで格段に治療効果が上げられるようになったことの２点です。日本認知症学会などの６学会によって作成・発行された『認知症疾患治療ガイドライン２０１０』は、開業医でも扱えるようにできており必携書です。

画像診断技術の発達・普及

以前は、「もの忘れがひどくなった」とかかりつけ医に相談しても、認知症の診断がなされず「年のせいです。異常なし」、あるいは見当違いの診断で貴重な早期診断の機会を逸してしまうことが多くありました。現在でも少なくありません。

その理由の一つに、従来のＣＴやＭＲＩだけではアルツハイマー型認知症の早期の画像診断は不可能だった、ということがあげられるでしょう。今までも認知症の研究機関や専門医療機関で脳血流ＳＰＥＣＴやＰＥＴなどを行い、側頭葉や頭頂葉などの血流低下を確認することによって初期アルツハイマー型認知症を診断することは可能でしたが、すべての地域で可能な検査ではありません。初期アルツハイマー型認知症が疑われるすべての患者さんに受けてもらうのは、現実的ではない状態でした。

しかし画像検査は進歩し、普及の速度も早まってきています。特にアルツハイマー型認知症の患者さんに特徴的な海馬領域の萎縮を中心的に明らかにする「MRI-VSRAD」が埼玉医科大学の松田博史教授によって2006年に開発され（2012年改訂）、現在では全国2000施設に普及しています。私の地域の基幹病院でも5〜6年前に導入され、アルツハイマー型認知症のより正確な早期診断が可能になってきています。

一方、近年普及しつつある脳SPECT検査は「血流低下を診断」できる核医学的検査で、有効性が高いものです。しかし紹介するには少し遠方となるため、私のところではルーチン検査にはしていません。

アルツハイマー型認知症を早期診断するうえで大切なのは、「まず疑うこと」です。最初から「もの忘れは年をとれば誰でも起こる」という旧来の見方で患者さんを診ていると、見逃されやすいのです。特にアルツハイマー型認知症は患者さんが元気で明るいことも多く、ごまかされてしまうことも少なくありません。

本人の意思にしろ家族の勧めにしろ、受診しているということは、どこかで困った状況が起こっているわけです。その背景を重視して、決して長谷川式スケールや従来のＣＴやＭＲＩといった画像検査だけで判断すべきではないのです。

４種類の認知症治療薬で適切な選択を

２０１１年、３種類の認知症治療薬（メマンチン・ガランタミン・リバスチグミン）が認可され、日本でも欧米並みに、ドネペジルも含めて４種類の薬剤がそろいました。

これらの認知症薬は、たとえば感染症疾患に対する抗生物質のように、完全に病気を治してしまうものではありません。脳に受けてしまったダメージは現時点では、ほぼ修復不可能で、認知症は器質的にもとに戻せる病気ではありません。しかし、薬剤によって認知機能障害の進行を遅らせる可能性はより高くなっています。特に、アルツハイマー型認知症で初期の段階から投薬を開始できれば効果は期待できます。

また、認知機能障害の進行が薬剤によってうまくコントロールできても、その効果はいずれ小さくなっていきます。そのようなときも、４種類の薬剤があるおかげで薬の変更や組み合わせによって再び効果をあげることが可能になってきました。

日本神経学会監修の『認知症疾患治療ガイドライン２０１０・コンパクト版２０１２』では、病期別（軽度・中等度・重度の３段階）の選択手順（アルゴリズム）が新しく記載されているのでわれわれの診療の参考になります。

認知症の患者さんが増え臨床の機会も多くなれば、それだけ診療経験も豊富になり、認知症の臨床研究も進みます。現在では、患者さんの脈の状態、興奮や不穏などの行動・心理症状の状態、睡眠リズムの状態などによってどの薬剤を使うか、組み合わせるかなどが解説されています。今後、認知症治療はさらに進歩していくことでしょう。

そうした中で医師として何を重要視するかというと、やはり「患者さんの生活と人生を支える」という視点だと思います。その考え方を基本に、『ガイドライン』などを参考にして、薬剤を選択していくことになります。

認知症治療は、医療・介護・地域（家族）のトライアングルで

最新版の『ガイドライン』で初めて、「治療の原則」として、「ケアやリハビリとの協力・連携」があげられています。

従来、医療は医師が中心になって行われてきましたが、認知症の治療では医師も「チー

ムの一員」です。薬物療法などの治療だけでは認知症という病気には対応できません。患者さんの生活を適切に支援する「認知症ケア」を同時並行させることに、患者さんの病状を改善するカギがあります。

認知症の患者さんを支え、家族の負担を軽減するためには、薬物療法だけでも生活支援だけでも十分ではありません。これが両輪となって一緒に働いてこそ、認知症治療は確実に前進するのです。

しかし、医療と認知症ケアだけでは不十分な場合もあります。この両輪がスムーズにまわっていくためにも、「地域・家族の協力」が不可欠です。医療・介護・地域（家族）というトライアングルによる複合的支援こそ、２００８年以来私が治療戦略の中心として定式化しているものです（２００ページの図参照）。

『ガイドライン』でもその重要性が強調され、ケアやリハビリとの協力・連携は「薬物療法開始の前提」である、とさえ述べられるようになってきたのです。

この重要性を医師がしっかりと理解し、各分野の専門家や家族のみなさん方と同じ目線で話し合い、連携していくことが今後ますます重要になっていくと思われます。

それが可能になったとき、たとえ認知症になっても早期診断と適切な治療・介護や支援によって、その患者さんらしい年齢相応の生活と人生を地域で続けることができるようになります。それは地域に暮らす若い人々の安心にもつながっていくでしょう。

地域の町医者（かかりつけ医）は大いに期待されています。そして、それが十分に発揮できる環境は、いま急速に整いつつあるのです。

若年性認知症の方も増えている

高齢化の進展に伴って認知症も増えていますが、当クリニックのもの忘れ外来の患者さんの傾向を見ると、65歳以下で発病する「若年性認知症」も増えている印象です。

若年性認知症は40代、50代で発症することもあり、そのような場合には本人はもちろん、家族も大変です。進行して悪化すれば、やがて患者さんは仕事ができなくなってしまうでしょう。家族は、その介護に多くの時間を取られてしまいます。

何より患者さんや家族のショックは大きく、現状の困難と将来への大きな不安が重なって絶望してしまうケースも少なくありません。医療と介護が手をさしのべ、その状態から立ち直れるよう支えなければいけないのです。

ここでは、いくつかの若年性認知症の事例を紹介します。また、当医療法人では「若年性認知症の家族の会」を支援しています。これについては第4章で詳述します。

事例　40歳で発症。当クリニック最年少の認知症の事例

▼若年性認知症として治療開始

会社員の石橋秀雄さんがインターネットで当クリニックのもの忘れ外来を検索し受診したのは、40歳の春でした。初診時、石橋さんはとても暗い表情で診察室に入ってきました。「最近、特に数か月くらい前から忘れっぽくなってきました。職場でも失敗が多くなって気になっています。自分でもとても不安です」

40代になったばかりの若い石橋さんが暗い顔で受診したときは私も驚きました。まさか認知症ではないだろうと思ったのですが、本人は落ち込んでいるので「心配ならきちんと調べてみましょう」と長谷川式スケールを実施しました。

長谷川式スケールは30点満点で、20点以下が認知機能低下と分類されます。40代なら普通はほぼ満点です。ところが、石橋さんは24点でした。認知症でも軽度の患者さんなら25〜26点は取ることがありますし、30点満点取る人もいます。したがって長谷川式スケー

ルだけでは診断できません。次に画像診断として「ＭＲＩ‐ＶＳＲＡＤ」を行いました。これはアルツハイマー型認知症（海馬領域の萎縮）の診断を支援するために開発されたＭＲＩの画像解析ソフトで、通常のＭＲＩ検査だけでは見逃してしまう初期のアルツハイマー型認知症も診断できる画期的な画像検査です。

ＭＲＩ‐ＶＳＲＡＤでは、萎縮度がＺスコアで示され４段階に分類されます。石橋さんのＺスコアは０・７４で、海馬領域の萎縮は見られないとの結果でした。しかし、側頭葉・側頭部から後頭部に、萎縮が疑われる画像解析が出ていました。したがって、アルツハイマー型認知症ではないが、血管性認知症などの混合型を疑わせる所見と考えました。

長谷川式スケールの結果や、生活の中で仕事にも支障が現れており、初期の軽度認知症と判断して治療を開始すべきではないかと説明すると、本人も「ぜひ治療したい」ということになり、循環改善薬などを開始しました。

▼薬物療法スタート

薬物治療は少量から開始して副作用の出方を見て調整していきますが、石橋さんは吐き気や食欲不振といった副作用が起こりました。副作用の出方を見ながら中止したり変更したり有効と思われるサプリメントも併用したりというかたちで治療を進めていきました。

また軽度認知症の場合も、生活の中で認知症の進行を食い止める策を講じることは非常に大切です。私は、日常的に文字を書く習慣を増やすようにアドバイスしました。仕事で決まったちょっとしたことや、思いついたことなど、なんでもいいからとにかくメモにして残すのです。そうすれば忘れた場合のリカバーになるし、また文字にして残すことで脳が活性化します。私はさらに、日記を書くことも勧めました。そして、ウォーキングや「ながら引き算」も紹介しました。

石橋さんには「自分の忘れっぽさにイライラする、気持ちが混乱して仕事がうまくいかなくなる」という訴えもあったので、認知症の行動・心理症状に使われる漢方薬も使いました。

▼患者さんに希望を持ってもらう

このように診断が下されて治療がスタートすると、患者さんは「自分はもう認知症なんだ」と考えて落ち込んでしまうことがあります。これは、あまり良い傾向ではありません。特に40歳という若さでもの忘れ外来を受診し、治療を始めた石橋さんは、将来への不安や絶望といったものを感じてしまう可能性があります。これは、かえって病気を進行させる原因になるかもしれないのです。

そこで石橋さんには、次のようなことを繰り返し言いました。

「認知症というのは残念ながら根治はできない病気だけれども、進行を遅らせることはできる。あなたの場合は幸いにも早期に発見されたのだし、まだまだ若いのだから、薬をうまく使って、生活上でも意識して脳の萎縮を食い止めるような習慣を継続していけば、生活に支障ないくらいに回復させることは十分に可能なんですよ。だからがっかりしたり、あきらめたりしないで、前向きに治療に取り組んでください」

また、当クリニックでは認知症の患者さんに限らず、たとえガンの患者さんであっても、すべて患者さんに対してカルテ内容を開示しています。これは開業以来ずっと続けていることです。患者さんは当然、病名を見ますから、私は石橋さんのカルテに「早期」の認知症であることを強調しました。患者さんに希望を持ってもらうことが治療のうえでとても大事なことなのです。

▼病気であることは隠さない

その後、石橋さんは少しずつ回復していきました。3か月ごとに行う長谷川式スケールで見ると、最初は24点だったのが、2回目には26点でした。私は、「おお、良くなってきたじゃない」と喜んで患者さんをほめます。そして、「いままでやってきたことの結果が出てきてますよ」と伝え、治療がうまくいっていることを強調します。これも大事なことです。

初診から半年後になる3回目の長谷川式スケールでは、さらに28点まで上がりました。

また、本書の共著者である高杉は、石橋さんに「職場の保健師さんに相談するといいですよ」と勧めたのです。若年性認知症は、とりわけ隠そうとされやすいのですが、病気のことを健康管理者や上司と相談することで、周囲の理解を得ることができます。私も「相談できる人には率直にどんどん話しなさい」と勧めました。

こうして受診して約1年が経過した翌年の春、石橋さんは職場が異動になりました。私は新しい職場でも「若年性認知症だということを相談しておいたほうがいい」とアドバイスしました。１００％以前と同じようには戻らないかもしれないが、いまの状態を継続して、しかも周囲の理解があれば、今後も仕事を続けていくことができるはずです。

異動のあとしばらくして、石橋さんの表情がずいぶん変わってきていることに気づきました。多少の失敗はありながらも、前向きに頑張っている姿勢が感じられました。

▼若年性認知症は特に早期対応が大切

重要なことは、第一に診る医師が見逃さないこと。先入観にとらわれず、「若年性認知症もあるのだ」という可能性も考えて、必要に応じてもの忘れ外来への紹介もしなければなりません。逆に「まさか40歳で認知症なんかありえない。それは疲れているだけでしょう」と言って帰してしまうと、病状はさらに進行しかねません。

その最初の重要な分岐点になるのが、かかりつけ医の判断であると考えられます。患者さんの立場であれば、もの忘れによって生活に何らかの支障があるなと感じたら、できるだけ早く受診することです。

認知症はできるだけ早く、できれば軽度認知障害の段階で的確な対応を開始することが重要です。そのためにも、もの忘れ外来を受診した患者さんのその後をうまくフォローしていくさまざまな専門家やサービスが、地域で有機的に連携・機能していく必要があると考えています。

事例　精神科の薬をやめ、薬調整と通所介護事業所への通所で改善

▼誤診された患者さんのたどる道

本村栄子さんは、50代発症の若年性認知症です。当クリニックのもの忘れ外来を受診したのは50代半ばの春でしたが、その1年ほど前から記憶や判断力が低下し、強い不安感が

出ており、家族やご主人も心配され、総合病院の内科を受診しています。

　実は本村さんは、その２年前にお父さんを亡くされて、その後家事などがうまくできなくなっていたので、３年前には発症していたと考えられます。それ以来、少しずつ不安感が大きくなっていったようですが、放置されていました。

　総合病院で行われた長谷川式スケールの結果は、何と15点でした。これは明らかに「認知機能障害あり」という結果です。ところがＣＴ検査では異常が認められなかったため、内科医は認知症を否定して「更年期障害」を疑い、婦人科での精密検査を勧めたのです。

　ＣＴ検査だけで、認知症は診断できません。まして軽度の認知症をはっきりと診断することは不可能です。ＣＴ検査の結果だけで判断せずに、長谷川式スケールの結果や本人・家族の訴えから「認知症の可能性」を捨てるべきではなかったのです。これが最初の間違いでした。

　４日後、本村さんは婦人科を受診しました。診察の結果、医師は更年期障害との関連を否定し、「認知障害の治療が必要」と精神科受診を勧めたのです。

　１週間後、本村さんは精神科を受診しました。そこで精神科医は「神経症」と診断し、抗不安薬を投与したのです。これが二番目の間違いでした。４か月ほど抗不安薬を服用し通院を重ねても、一向に改善しません。ご主人が心配してインターネットでもの忘れ外来を調べ、当クリニックにやって来たのです。

このときご主人が心配して行動してくれたから、本村さんは認知症の治療につながったのです。もしそのまま「神経症」の診断で精神科の診療を続けていれば、精神科の薬が増えていき、本村さんの状態はもっと悪くなっていったかもしれません。

内科医は、手に負えない認知症の患者さんを精神科にまわしますが、多くの精神科医は認知症の患者さんもストレス疾患や精神疾患と同じ立場でしか診ない傾向があります。

認知症の症状はちょうど精神科で主に扱う疾患の症状と重なる部分があるので、症状から精神疾患と診断し、違う病気なのに症状を抑えるために向精神薬を使います。ところがその薬が患者さんを混乱させ、不快にさせ、認知機能を抑制してしまいます。しかし精神科ではそれが薬による副作用とは考えず、精神疾患の悪化と考え、さらに強い薬を与えたりします。結果、患者さんはさらに不快になり混乱して悪循環となってしまう……。

その危険への最初のカギを握っているのが、最初に診るかかりつけ医です。その判断と指示で、患者さんの運命が大きく変わっていくということを忘れてはいけません。

▼典型的な若年性のアルツハイマー型認知症だった

本村さんが精神科の治療を受けていた期間は半年足らずですが、当クリニックのもの忘れ外来を訪れたときは長谷川式スケールの結果がわずか６点、高度な認知障害と判定されるレベルに下がっていました。

本村さんは診察室での表情も暗く、不安に耐えて落ち込んでいるように見えました。記憶が混乱しているためか、こちらの質問に対してまともな回答はもちろん、満足に言葉さえ出ません。アルツハイマー型認知症の患者さんの７割以上に見られる「振り向き現象(Head Turning Sign)」（質問すると必ず「どうだったかしら？」と付き添いの家族のほうを振り向く徴候）も見られました。

このように比較的はっきりしている場合でも、通常は血液検査や画像検査（ＭＲＩ－ＶＳＲＡＤ）などの結果を確認したうえで治療方針を決定します。したがって具体的な治療は、初診から１～２週間後にスタートとなります。ところがその説明に、ご主人は、「それでは困ります。一刻も早く治療してください！」と迫りました。本村さんの状態が、それほど心配だったのだと思います。

そこで私は、初診の段階で薬（ドネペジル）を処方し、また精神科で出されていた薬をすべて中止しました。それらは神経症の症状に対する薬であり、本村さんの認知機能を低下させ、頭を混乱させるだけだからです。

同時に、週2回の認知症通所介護事業所を利用するように勧めました。

認知症の治療は医療だけでは不十分で、介護サービスの力が不可欠なのは再三強調しているところです。介護の現場は患者さんの生活そのものなのですが、医師はそこに関われません。医療と介護が相互に協力して、全体で患者さんを支えていくことが必要なのです。そのために、当クリニックではもの忘れ外来の初診の時点から、状況に応じて介護サービス利用への手配を行います。

初診4日後、本村さんは当クリニックと提携する総合病院でMRI-VSRADの検査を受けました。結果のZスコアは2・19で、海馬の萎縮がかなり進行していることがわかりました。典型的なアルツハイマー型認知症のパターンです。

▼急激な回復で、自分の生活を取り戻した

精神科の薬をやめ認知症の治療を開始すると、本村さんは明らかに改善していきました。

初診から3週間後、3回目の受診で診察室に入ってきた本村さんの表情が見違えるほど明るくなっていたのです。ご主人のお話では、通所介護（小規模多機能型居宅介護）に通

うようになってからガラッと変わった、ということでした。笑顔が多くなり、家事も少しできるようになったそうです。

さらに1か月後には、夕食の支度ができるようになりました。通所介護には笑顔で「出勤」し続けています（本人は勤めに来ていると思っている）。そして初診から半年が経過したころには、ご夫婦で房総半島への旅行を計画され、「楽しく行ってきました」と嬉しい報告をもらいました。

本村さんは海馬の萎縮がかなり進んでいる状態でしたが、精神科の薬をやめ、適切な認知症薬を服用し、積極的に通所介護を利用することで、ここまで回復できました。ご主人は、大変喜んでおられます。

事例 大病院精神科での認知症医療も、さまざまな実態

▼イライラ患者にもドネペジル、易怒性には抗精神病薬

高木篤江さん（59歳）は、40代半ばから高血圧の治療を受けていました。それから約10年が経過した55歳のときにアルツハイマー型認知症と診断され、大学病院の精神科を受診しました。高木さんは自分が認知症とは思っておらず、認知機能低下のために失敗したり

家族に注意されたりすると、イライラして大声で怒り始めます。精神科で認知症治療薬（ドネペジル）が投与されましたが、まったく効果はありません。それどころかドネペジルの副作用のためか、よけいに怒ったり暴れたりするようになりました。そうなると病院の精神科医は、認知症治療薬の再検討やもろもろの環境調整ではなく、向精神薬で症状を抑えようとします。

高木さんはまず、クロルプロマジンという抗精神病薬が投与されました。これは不安や緊張をやわらげるための統合失調症の薬です。また、バルプロ酸という抗てんかん薬も服用していました。怒りやすいなどの性格障害を改善するための薬です。しかし、これらの精神科の薬もあまり効果はなく、逆に副作用で高木さんの心身は不調をきたすようになっていきます。

そうした中、当クリニックのもの忘れ外来にやって来たのは58歳のときでした。受診の前に当医療法人の通所介護事業所に通うようになっていたので、それならクリニックのほうでも診てもらったらどうかと勧められ、受診となったのです。高木さんの様子を見た介護スタッフにも、抗精神病薬の副作用が目に余ったのだと思われます。

▼精神科の薬の副作用で、ひどい不穏症状

高木さんの当院初診は58歳でしたから、高木さんが認知症を発症してから3～4年は経過していました。外来を訪れた高木さんが明らかにおかしいことは、誰の目にもはっきりわかる状態でした。待合室のイスに座っていることができず、うろうろとあてもなく歩きまわります。注意されても、言われていることが理解できない様子です。

なんとか診察室に入ってもらっても、やはりじっと座っていられません。私が声をかけて質問しても言葉は返ってきません。言葉自体が出ないのです。診察さえできませんでした。とにかく居ても立ってもいられないのです。長谷川式スケールも当然、不能です。

高木さんのこの不穏症状は、アカシジアという薬の副作用で、認知症によるものではありません。抗精神病薬（クロルプロマジンなど）の代表的な副作用の一つです。体が勝手に動く、じっとしていられない、口・あご・舌などを不規則にもぐもぐするといった、「ジスキネジア」と呼ばれる特徴的な副作用の症状も高木さんに現れていました。また、何を聞いても反応がないのは、抗てんかん薬のバルプロ酸による意識障害の副作用が起こっているものとも考えられます。

そこで私は、副作用を起こしている精神科の薬をすべてやめて、高血圧と認知症の薬だけに整理しました。認知症の薬もドネペジルは少し用量を減らし、メマンチンを少量加えました。

▼大きな病院であれば安心か？

副作用は、それを起こしている薬の服用をやめれば治まります。高木さんも精神科の薬をやめるとすぐに改善しました。意識障害が良くなって、ぼーっとしていることがなくなり、表情がはっきりしてきました。体が勝手に動いてしまう、落ち着かないといった症状も消え、座って待っていることができるようになりました。こちらの言うことを聞くことができるようになり、外来でもコミュニケーションが取れるようになってきました。

認知機能の低下は薬の副作用ではなく認知症の症状として出ているわけですから、これはすぐに改善というわけにはいきませんが、明るくなって通所介護事業所へも喜んで出かけてくれるようになりました。もともとご主人の言うことは素直に聞く方だったそうで、精神科の薬の副作用がなくなってからはとても落ち着いてきました。

大きな病院なら安心と思われがちですが、認知症の治療に慣れていない精神科や心療内科の専門医に当たると誤診されかねません。うつや神経症と診断され、誤処方を受けることも今まで少なくありませんでした。大きな病院でも認知症に精通している医師へ紹介しないと安心できないのです。

第2章

「地域包括ケア時代」かかりつけ医が取り組む認知症医療

大場敏明

認知症の患者さんを地域で診ていくために

臨床のためのガイドラインを参考に

一般の開業医（かかりつけ医）には、認知症に対して少なからず「苦手意識」があると思います。痴呆症と呼ばれていたころは、認知症治療薬など治療法もなく、この病気は治らないものとされてきました。また高齢者が多く、特に進行してしまった場合は、「認知症は医療よりも介護や保護」と考えられていました。

当時、医療として求められていたのは、前述のように、介護や看護にトラブルが起きないように患者さんの行動・心理症状（暴言・暴力、不穏など）をコントロールすることでした。それは精神科の薬剤でなければできないことから、かかりつけの患者さんに認知症を発見したり、家族が「もの忘れがひどい」と連れて来たときは、そのまま精神科を紹介するケースが多かったのです。

ほとんどの内科医は認知症という病気を勉強したことがなく、臨床の経験もなく、どう診断し、どのように治療すればよいのか、まったくわかりません。そこが、苦手意識のいちばんの原因でしょう。しかし、いまや認知症を一般医院の外来で積極的に診ていくことは、難しくはなくなっています。検査や治療薬が進歩し、認知症医療のためのガイドラインも整備されてきているからです。

私は、まずは手元にテキストをそろえることをお勧めします。前掲の『認知症疾患治療ガイドライン・コンパクト版2012』(医学書院)は、臨床のよい参考になります。ただ、日進月歩ですので、毎年発刊のテキストも参考に新しい情報も入手していきましょう。

他の疾患で外来通院中に発見できた例(当クリニック統計)

われわれかかりつけ医(町医者)が診ている患者さんの多くは、生活習慣病で通院されている高齢者です。第1章で述べたように、高血圧症、糖尿病、脂質異常などの生活習慣病は認知症のリスク要因ですから、通院患者さんが認知症を併発する例は多いはずです。それを、かかりつけ医がなるべく早期の段階でスクリーニングして、適切な対応(薬物治療や介護サービスの利用など)をスタートできれば、結果的に認知症で困る人は減らせるはずです。

外来通院患者さんの認知症発症は、どうしたら少しでも早く発見できるのでしょうか。

生活習慣病で通院している患者さんからの認知症発症例をまとめた当クリニックの統計を紹介します。２０１１年から２年間に診療中の認知症患者さん２１３名の中で、以前から認知症以外の疾患で当院に通院していた、29名の患者さんのデータをまとめました。

まず平均年齢は、統計の時点で80歳でした。当クリニック初診時の平均は70・９歳、認知症と診断された年齢は77・７歳でした。平均で、初診から７年後に認知症の診断がなされていることになります。発症した認知症の病型は、アルツハイマー型認知症が27名（93％）、血管性が１名、混合型（アルツハイマー型認知症と血管性の混合）が１名でした。

もとの疾患としては、高血圧症が17名（59％）、高脂血症が４例、糖尿病が３例、脳血管障害が１例、心臓・肺疾患が７例、その他４例です。認知症のリスクを高める生活習慣病としては糖尿病と高脂血症があげられていて、高血圧症に関しては以前は関連不明とされていましたが、当クリニックの４年前の統計からは高血圧症とアルツハイマー型認知症の関連はないとは言えない印象を持ちました（最近の臨床研究では関連があるとの報告が増えてきている）。

次に、最初に認知症を疑ったときの患者さんの症状ですが、最も多いのが「もの忘れ」で19名（65％）でした。ほかに、同じことを話したり聞いたりする２名、うつ２名、頭痛・

めまい５名、呂律がまわらない、味覚低下などがありました。また、脳梗塞のような症状が現れた場合に、脳梗塞のほかに認知症の始まりの可能性も念頭に入れておくべきです。また、作業能率が低下した、料理をつくらなくなった、入浴しなくなったというように、いままでと違った状態が始まったときも要注意です。

これらの症状を外来で訴えるのは、たぶん家族だろうと考えがちですが、そうとも限りません。軽度認知機能障害、あるいは軽度の認知症では、本人自身が自覚して困っている、心配していることも少なくありません。当クリニックの統計では、最初にこれらの症状を訴えたのは患者さん本人が19名（65％）で、家族（10名）を大きく上回っています。もちろん19名の中には、家族のアドバイスで本人が訴える場合も少なくありません。

患者さんがふと口にする「最近忘れっぽい」とか「作業能率が落ちた」といった言葉に対して、簡単に「年だから仕方ないよ」と片づけないことが重要なのです。

長谷川式スケールとＭＲＩ－ＶＳＲＡＤの結果（当クリニックの統計続き）

外来通院から認知症が発見された29名の患者さんの、長谷川式スケールと画像検査（ＭＲＩ－ＶＳＲＡＤ）の結果も紹介しましょう。

長谷川式スケールは、平均で21・4点でした。点数分類では、6〜10点（高度）が2名、11〜15点（中等度）が2名、16〜20点（軽度）が7名、21〜25点（正常）が9名、26点以上が8名でした。初めて症状に気づいた段階でも、このように長谷川式スケールの結果はばらつきがあります。

特に注意しなければいけないのは、21点以上の「正常」と判断される結果が17名（59％）もいることです。満点に近い人さえいます。長谷川式スケールだけでは、これらの人は「認知症ではありません」「異常ありません」という診断を下しがちですが、それでは早期の発症を見逃してしまう結果になりかねません。

そこで、認知症の早期診断にも役立つ画像検査、MRI－VSRADを行います。29名の患者さんの中でMRI－VSRADを実施したのは、23名でした。MRI－VSRADは、海馬周辺領域の萎縮度を見る検査で、結果はZスコアという数値で表されます。29名のZスコアの平均値は、2・58でした。重症度別の分布は、1未満（萎縮がほとんどない）が1名、1〜2（萎縮がやや見られる）が10名、2〜3（萎縮がかなり見られる）が2名、3以上（強い萎縮が見られる）が10名でした。

長谷川式スケールとMRI－VSRADのZスコアの関連を見るために、両方の検査のデータがある22名について比較検討しました。

まず長谷川式スケールの結果をグループ分けしてみると、長谷川式スケール20点以下群（９名）のＺスコアは平均２・７２、21〜25点群（７名）が２・３７、26〜30点群が２・７６でした。長谷川式スケールの結果が良い人も悪い人も含めてＺスコア平均２〜３（かなり萎縮している）で、二つのテストの相関はここではありませんでした。

次にＭＲＩ－ＶＳＲＡＤの結果をグループ分けしてみると、Ｚスコア１未満の１名は長谷川式スケール29点、１〜２群（９名）は平均21・９点、２〜３群（４名）は平均22・３点、３以上群（８名）は平均19・８点でした。

この結果から言えることは、長谷川式スケールは実施する意義はあり認知症診断の重要な目安になるが、その点数だけで機械的に診断を下すことは難しい、ということでしょう。たとえ21点以上、さらに満点近い得点で正常と判断されるべき成績でも、遅延再生障害などがあれば、認知症を疑うべきでしょう。本人や家族の訴え（生活で困るようなことが起こっている）や、以前の患者さんに比べて激変している面がある、などがあれば認知症を考えるべきです。

「もの忘れ外来」のすすめ

高齢者患者が多い医院は、もの忘れ外来の開設を

認知症の診断には、家族や患者さんへの詳しい問診、長谷川式スケールなどの知能テストの実施が不可欠です。しかし、忙しい外来診療の中でこれらを医師が行っていくのは、かなり困難です。認知症診療をきちんとしなければいけないと考えているのに、できないまま時間が過ぎている医師にとっては、このことがいちばんのネックとなっているのかもしれません。

そこで、認知症の患者さんが増えそうな医院・クリニックでは自院で「もの忘れ外来」を開設し、隔週に一回でも専門外来的な診療体制を取ることをお勧めしたいと思います。参考のために、町医者としてスタートした当クリニックが「もの忘れ外来」を開設した10年以上前の経験を、以下に紹介したいと思います。

当クリニックでの「もの忘れ外来」開設初期4年間の経験

2000年5月1日に開業した当クリニックが「もの忘れ外来」を始めたのは3年後の2003年でした。

診療体制は、隔週（しばらくして毎週）1回、午後のみで、患者さん一人あたりに30分程度の時間を取った完全予約で始めました。スタートして4年間の総患者数は69人（年に17人、月平均5・6人、1回平均2・1人）でした。午後の診療時間すべてを使って平均2・1人の患者さんということで、きわめてぜいたくな外来と思われるかもしれませんが、開始しばらくは、なかなか患者さんが増えないものです。また最初は不慣れですので、それくらいの時間的余裕をもって診察を行いたいものです。

患者さんの紹介経路（どこで当クリニックのもの忘れ外来を知り来院したか）としては、約5割がケアマネージャーや地域包括支援センターからの紹介で、4割が外来患者からなどの受診でした。

月に8人程度の患者さんですが、それだけでも大きなスタートになります。評判が伝われば、患者さんの数は確実に増えていくので、隔週1回午後診だけから始め、徐々に体制を整えていけばよいでしょう。

相談担当保健師が参加

２０１１年４月（もの忘れ外来を始めて８年目）、当医療法人の教育部長で本書の共著者である高杉が、相談担当保健師としてもの忘れ外来に参加しました。

もの忘れ外来に来る患者さんは圧倒的に多くの場合、家族がついてきます。家族のほうから受診を勧められて来るケースが少なくありません。それは決して気軽に受診しているわけではなく、ほとんどの家族が患者さんのことや今後の介護のことを心配し、大きな不安を抱えて、意を決して来られるわけです。

外来医療では、患者さんの診断と治療で時間がかかりますので、家族の相談にきめ細かく応じることはできません。しかし認知症は医療だけで完結するものではなく、加えて認知症ケア、そして地域・家族のトライアングルが、それぞれ重要な役割を果たしていかなければうまくいかないことは何回も強調しました。患者さんの診察だけで帰していたのでは、もの忘れ外来としてはまったく十分ではないのです。

そこで、患者さんの診察・診断・処方を医師が行った後、家族への応対は相談担当保健師が行うという体制を取ることになりました。

具体的な役割としては、認知症の患者さんへの家族の接し方の指導（生活の支援をしながらも家族の理屈で押しつけたり叱ったりしないということなど)、治療だけではなく介護が重要な役割を持っていることの説明、介護サービスの利用への最初の窓口になること、などです。また患者さんの介助や、診断前のテストなども相談担当保健師が行うこともあります。

この仕組みを実践してみると、相談担当保健師のおかげで医療・介護・家族という認知症の連携体制(トライアングル支援)が実にスムーズにつくれることがわかったので、半年後にはもうひとり相談担当保健師を増やしました。これは、認知症ケアや介護保険にも一定知識のある看護師でも意欲があれば担当できます。

最近のもの忘れ外来、患者さんの動向

もの忘れ外来がスタートして8年目(2011年)と9年目(2012年)の患者さんの動向を調べてみました(相談担当保健師の参加後です)。

まず1回あたりの患者数の平均は、8年目が9・3人、9年目は12・5人とかなり増えています。これは初期の4年間(83ページ)の6倍になる数字で、翌年10年目(2013年)には、もの忘れ外来を週2回(いずれも午後のみ)に増やすことになりました。

1か月の平均患者数も最初の4年間は平均5・6名だったのが、8年目は39名、9年目は54・5名と10倍に増加しています。

患者さんの紹介経路については、最初の4年間ではケアマネージャーや地域包括支援センターからの紹介が約50%、8年目も約40%と多かったのですが、9年目にはこれが13%になりました。9年目のほかの経路としては、当クリニック通院の患者さんが23%、家族がインターネットなどを見て連れてきた患者さんが15%、ほかの病院や施設からの紹介が14%と、多様になっています。

特筆したいのは、当クリニックの一般外来に通院していた患者さんからの移行数がいちばん多くなったことです。これには、当院に内科疾患で通院していた患者さんが高齢になってもの忘れ症状が現れたために移行したケースのほかに、一般外来にもの忘れを主として初診で来た他院受診中の患者さんも少なくありませんでした。このことは、生活習慣病からの移行の方が多く、まだ見逃されている（認知症の診断が遅れている）ことが少なくない結果と言えるでしょう。

また、家族からの15%は当クリニックのホームページ以外に、公益社団法人「認知症の人と家族の会」埼玉県支部が主催している「三郷の小さなつどい」（家族の会）で知った、当クリニックを紹介する新聞記事を見た、セルフヘルプグループメンバーからの紹介なども増えてきています。以前に比べると認知症に関する情報量は格段に増え、それが人々の認知症への関心の高まりと相互に影響しあって、こうした受診行動につながっていると考えられます。認知症を疑えば早く受診して治療するのが当たり前、という時代になったのです。

もの忘れ外来、診察の流れ

私は、一般医（かかりつけ医）によるもの忘れ外来を「認知症の医療およびケア戦略の作戦本部」ととらえています。

従来、認知症になると、どうしても周囲の都合を中心に治療・ケアが進んでしまいがちでしたが、それでは患者さんの認知症への有効な対応とならない場合もあります。大切なのは、認知症の患者さん本人が「その人らしい生活と人生」を送ることができるように、医療・介護が支援していくことです。その人の人生を支える戦略的対応と、日々の生活を支える戦術的対応が重要なのです。

医療・ケア・地域（家族）がしっかり連携して同じ方向を目指すためには、戦略的および戦術的な対応策を持った本部が必要です。地域の医院（もの忘れ外来）がその本部として機能すれば、患者さんや家族にとっていちばん望ましいのではないかと考えます。

もの忘れ外来がそのような機能を発揮するためには、介護事業者や行政、家族との連携も不可欠です。この連携を確立したうえで、当クリニックでは次のような流れで患者さんを診察していきます。

《初診の流れ》

①アンケート記入（家族）……認知機能障害（中核症状）、行動・心理症状（周辺症状）等。

②問診……症状、病識、仕事歴など。

③長谷川式スケール……最初の部分（年齢・年月日・現在の場所）は世間話をしながら聞き出し、「では、もの忘れの程度を調べるテストです」と言って、三つの言葉や数字・計算の問題に進み、三つの言葉の遅延再生、野菜テストなどを行っていきます（最近は看護師、保健師が診察前に実施）。

④血液検査：除外診断。

⑤画像検査（MRI－VSRADやSPECT）の依頼・予約（・金属関連治療等の既往がある場合は、やむなくCT検査）

《再診以降の流れ》

▼毎回家族に記入していただく「介護ノート」を持参してもらいます。そして患者さんや家族から自宅での生活状況・服薬状況を確認し、認知症治療薬や向精神薬の増減などの調整を行います。

▼3か月に一度くらい、長谷川式スケール、時計描写テスト、立方体模写を実施、認知機能評価の経過比較を行います。

▼適宜、介護相談や福祉サービスの調整を行います。

▼介護等のサービス事業所、ケアマネージャーとの情報交換（来院・電話・メール・FAX・訪問等）を行います。

事例　一般外来から認知症発見の事例

①83歳の高齢男性が認知症治療薬で大幅に改善

川村浩さん（83歳）は、71歳のときに初めて当クリニックの一般外来を受診し、それ以来10年以上にわたって通院されていました。当初の疾患は高脂血症と前立腺肥大でしたが、継続して通院するあいだに食道炎、不整脈、虚血性腸炎など、さまざまな疾患を経験されています。

その川村さんが、81歳のときに「味覚が落ちた」と訴えるようになりました。その後、川村さんの認知症がわかってくるのですが、このときの味覚の異常が認知症の始まりの症状とも考えられます（認知症の初期症状としての味覚障害は、主婦であれば「料理の味付けがオカシイ」と家族が気づきます）。半年ほど経過しても良くならないので、川村さんは大学病院の味覚外来を受診しました。

大学病院では亜鉛不足と高脂血症の薬の副作用の可能性を指摘され、亜鉛のサプリメントを飲み、また高脂血症の薬も中止しました。それで味覚異常はやや良くなっていたのですが、1年後（83歳）くらいからもの忘れが目立ってきました。

川村さんは家族から勧められ、総合病院の脳外科でMRIや血液の検査を受けました。診断は「脳血管が細くなってきているがアルツハイマー型認知症かどうかはわからない」ということで、そのまま様子を見るということになりました。

しかし家族は、やはり心配しています。そこで、当院のもの忘れ外来受診となりました。さっそく長谷川式スケールを行うと24点でした。これでは認知症かどうかを断定できませんが、急に忘れっぽくなって困っているし、それまで継続していた立派な趣味（陶芸）

への意欲もなくなってきていることから、ＭＲＩ－ＶＳＲＡＤを実施しました。すると結果（Ｚスコア）は３・４３で、海馬の萎縮が強いことがわかりました。アルツハイマー型認知症治療薬（ドネペジル）の投与をスタートしました。そして認知機能賦活リハなども紹介しました。

薬を飲み始めて2か月後の外来では、本人から「頭がスッキリしてきた」「（陶芸の）作業がはかどるようになってきた」「なんだか元気になってきたよ」といった感想が聞かれ、3か月後には「もう以前と同じだ」と、明るく断言していました。おそらく、ドネペジルの効果が出てきたと思われます。また、陶芸自体がリハビリ効果十分なのです。

そして10か月後に行った長谷川式スケールの結果は、満点の30点になっていたのです。80歳を超えて急にもの忘れが激しくなれば、周囲も本人も「もう年だからしょうがないんだよ」と見過ごされがちです。それまで頑張ってきた趣味から遠ざかってしまっても、「もう無理しないでいいよ、引退だよ」などと慰められて終わりになってしまうことも少なくないでしょう。

しかし、認知症の診察をしっかりと行って適切な治療を施すことによって、川村さんのように83歳でもはっきり改善してきます。家族も大喜びでした。再び意欲的に人生を謳歌するようになった川村さんを見ると、かかりつけ医として本当によかったと思います。

②糖尿病コントロールと薬で認知症改善

加藤孝司さん（70歳）は、認知症が発症する6年前から当クリニックにかかっていました。もともと糖尿病があり、高脂血症、高血圧、動脈硬化などの生活習慣病を多く抱えていました。

そして、加藤さんが大手企業を定年退職して1年が経過したころ（67歳）、奥さんが「主人のもの忘れが気になる」と言い出しました。企業戦士として毎日出社して活躍していた人が突然、出かけるところもやることもなくなると、精神的にいろいろなことが起こってきます。こうしたことが認知症の発症のきっかけになることも少なくありません。

本人は、断固として「オレは大丈夫だ」と言い張ります。しかし、奥さんの話では、食事をしたことさえ忘れてしまうというので、「一度調べてみましょう」となだめ、もの忘れ外来に来てもらうことにしました。

長谷川式スケールは20点でした。認知機能は、明らかに正常とは言えません。また、このときはCTを撮ったのですが、その結果でも脳の萎縮が認められました。

私は奥さんの話と検査結果を総合してアルツハイマー型認知症と診断し、認知症薬(ドネペジル)を処方しました。また、糖尿病をもっていながらお酒が好きでけっこう飲んでいたので、「これからは禁酒」とし、あらためて食事療法と運動療法を徹底するよう伝えました。さらに認知機能の維持・回復のために「日記をつけましょう」と勧めました。

ところが3か月ほどたったあるとき、奥さんが「うかがいたいことがある」と、本人と一緒に外来の診察室に見えました。実は精神科でも診察を受けている、と言うのです。認知症のいろいろな検査の結果、精神科医は「アルツハイマーの要素はない」と診断、「でもドネペジルは脳の働きを活発にするから使っていればいいでしょう」と言われたそうなのです。それで奥さんは「本当にアルツハイマーなのでしょうか」と、私に確認にきたわけです。私はあらためて診断内容と治療の必要があることを説明しました。奥さんも納得してくれました。

加藤さん本人は、お酒をやめ、毎日朝夕の散歩を続けられていました。しかし日記は実行できなかったようです。そして認知症薬(ドネペジル)を飲み始めて1年半が経過したころ、改善が現れてきました。当初20点だった長谷川式スケールで、25点を取りました。

その後は現在まで、長谷川式スケール25点前後を維持しています。日記は実行できませんでしたが、新聞のコラムを書き写すようになったし、ウォーキングも実行しているということで、こうした努力の効果が現れているのだと思われます。

糖尿病、高血圧、高脂血症といった生活習慣病は、脳卒中や心臓病を招きやすいので予防や治療が重要になるわけですが、同時に認知症のリスクも高めることはすでに触れた通りです。生活習慣病は継続的にかかりつけ医にかかる病気ですから、医師は認知症の発症にも注意深く診療していくことが重要なのです。

③ドネペジルで暴言・暴力、往診によって改善

田中輝男さん（87歳）を初めて診たのは、85歳のときでした。もともと高血圧、高脂血症、心臓病（狭心症）などでほかの病院にかかっていましたが、2年ほど前、記憶力が低下してきたということで、当クリニックのもの忘れ外来を受診しました。

診察室に入ってきた田中さんの顔はにこやかで見るからに明るそうなので、こちらも元気に「こんにちは！元気そうですね」と言うと、「はい、元気ですよ！」と力こぶをつくって見せてくれました。

長谷川式スケールは17点と低下していたのでMRI‐VSRADを行うと、Zスコアは

3・4でした。海馬の萎縮が著しく進んでいることがわかります。アルツハイマー型認知症と診断し、ドネペジルの服用を開始しました。同時に、通所介護事業所への通所を勧め、医療と介護の両方から改善を目指しました。

通所介護事業所へは元気に通っていたようですが、2週間後の再診のときには少し疲れた様子が見えました。私の「元気ですか？」の質問に「元気です。でもちょっと頑張りすぎて疲れたかな」と言うのです。ドネペジルは最初3㎎からスタートして、副作用が出ていないようなので5㎎に増量しました。その後は、事業所で話し相手もできたというし、冗談も出てくるということで順調でした。

ところが、初診から2か月ほど経過したころから、「女房が浮気している」という妄想が現れてきました。奥さんが若い男を家に連れ込んでいる、と言うのです。「俺は見たんだぞ！」「追い出す、出ていけ！」「出ていかないなら俺が出ていく」などと激しく怒鳴り、奥さんに暴力まで働いて、大変なことになりました。通所介護事業所にも行かなくなるし、私の外来にも「行きたくない」と言って家に閉じこもってしまいました。

明るくて元気で楽しい田中さんが、がらっと変わってしまいました。「浮気してる！」となじられる奥さんも80代なのです。すっかり憔悴してしまい、ケアマネージャーから当クリニックに「もう往診してもらうしかない」という連絡が入りました。

田中さんとは、それまで外来でお互いよく知っていますから、たとえ引きこもっているとしても、初対面の患者さんより往診はスムーズにいくだろうと予想していました。ところが訪問すると、田中さんは人が変わったように「なんで来たんですか」と怒っています。

「いや、奥さんの体調が悪いようだから、奥さんの健康診断に来たんだよ」

そう言ってまず奥さんの血圧を測り、それから「いや、大変だね」「最近、写真は？」などと世間話をしながら（田中さんは写真マニア）、「じゃあ、あなたもついでだから血圧測るよ」と診察に持っていきます。そして「どうもお疲れのようだし、奥さんも疲れてるし、これは大変だから、ちょっといい薬出すからね。滋養薬。漢方だよ。出すからね、飲みなさいよ」とこちらのペースで行くと、「あ、そうですか」とあっさりと受け入れてくれました。

ドネペジル（アリセプト）は脳機能を賦活させる薬ですが、患者さんによっては興奮性の副作用が出てきます。そこでドネペジルを中止し、「抑肝散」という、認知症の患者さんの精神的な落ち着きのために使われる漢方薬を出したわけです。この二つの措置が奏功して、最初の往診から約1週間後には、ほとんど以前と同じ穏やかで明るい田中さんに戻っていきました。

その後は漢方薬だけで落ち着いていましたが、認知症の治療を再開した方が長期的に安定するという戦略的判断から、ドネペジルとは異なる認知症薬、メマンチンの使用を開始しました。副作用や効果の様子を注意深く見ながら用量を増減していくと、どうやら経過が良いようです。そこで長谷川式スケールをやってみると、21点に上がっていました。膀胱ガンも発見されましたが、認知症の進行が抑えられていたおかげで手術ができました。

最初に奥さんに暴力をふるったとき、そのまま精神病院に強制入院になるケースも少なくありません。しかし、往診によってうまく薬でコントロールできれば、田中さんのように改善し、病気がありながらも奥さんと幸せに暮らせることができるようになるのです。その差はとても大きいものです。

証言

かかりつけ医のもの忘れ外来、三つのメリット

前川　千明（当クリニック　看護職員）
瀬戸てるみ（同保健師）

地域の医院にもの忘れ外来があることは、患者さんやご家族にとってたいへん大きなメ

リットであると日々感じています。ここでは、当クリニックの外来担当看護師が感じた三つのメリットについて報告します。

①認知症の早期発見・早期治療が可能

高齢になるにつれ慢性疾患の罹患率は増加します。内科外来の診察中の会話で「最近、忘れっぽくて困っちゃうよ」と患者さんご自身やご家族のもの忘れのお話を切り出されることがときどきあります。主治医はその患者さんを長年にわたり診察しているので、日ごろの患者さんのご様子や疾患との関連、家族背景まで熟知しています。

患者さんのおっしゃる「忘れっぽい」が加齢によるものなのか認知症が疑われるのかに応じて、必要な場合はもの忘れ外来に移行していただき、認知症の早期発見・治療につながるケースが多々あります。患者さんやご家族にとっても普段から顔なじみの先生に引き続き診察を受けることで不安の軽減にもつながっているようです。

②もの忘れ外来を受診する心理的な敷居が低い

もの忘れ外来を予約される患者さんの中には病院を受診したがらない方も多く、予約のときにご家族から「病院が嫌いで行きたがらないと思うが、どう話したらよいか?」「長年家から一歩も外に出ない生活をしているが受診させるにはどうしたらよいか?」といった相談を受けることがあります。

そういった場合に当院では「『内科のクリニックに健康診断を受けにいこう』とお誘いしてはいかがでしょうか」とお伝えすることがあります。「内科で健康診断」ということで患者さんの抵抗感が薄れ、外来を受診しやすくなるからです。しかし、どうしても家から出たがらない患者さんには、まずご家族に受診していただき状況を詳しくお伺いしたうえで、医師が「健康診断」という名目の往診に出向くこともあります。

③ご家族の診察も一緒にできる

もの忘れ外来に一緒に来院されるご家族の中には介護を続けている間に慢性疾患に罹患したり、介護疲労から体調を崩される方もいらっしゃいます。患者さんを介護しながらご自分の体調管理も行うのはなかなか難しいことです。外来ではご家族の介護疲労の相談も受けており、必要なときは一緒に受診することもできます。またご家族の内科疾患の診察も一緒にできるため、ご家族の負担の軽減にもつながっています。

より高度な治療が必要な場合は専門病院での治療が効果的だと思いますが、困ったときの最初の窓口としての医院でのもの忘れ外来は、患者さん・ご家族の双方にお役に立てる外来であると思っています。

訪問診療（往診）で認知症を診る

ますます求められる認知症の訪問診療（往診）

近年、国は医療費抑制の意図などもあって在宅医療を奨励しています。在宅医療は外来に通えない患者さんにとって必要不可欠で、入院・入所に比べて自宅ですので大いなる自由があり、精神的にも楽です。慢性期の療養のみならず終末期においても、入院しているよりも在宅のほうが治療効果は上がっているという報告もあります。40年近く往診も行っている私もまったく同感です。

在宅療養では家族の介護が大変ではないかと思われるでしょうが、介護サービス等を上手に使うことで介護負担の軽減は可能です。介護の苦労があっても、患者さんが家にいてくれたほうが安心だ、楽だという方すら少なくありません。

そういうことから、患者さんが通院や入院しなくても医師が定期的に家を訪問して在宅医療を行う開業クリニックは増えてきました。

これは「訪問診療」と言いますが、お年寄りには「往診」と言ったほうが通じます。実は「往診」は、患者さんの緊急時にかかりつけ医が緊急に呼ばれ診療することで、厳密に言えば定期的に訪問して診療を行う「訪問診療」とは医療保険制度上異なります。しかし本書では、わかりやすいように、広い意味で訪問診療も含めてしばしば「往診」と表現しています。

さて、当クリニックでは開業当時から在宅医療も大きな柱として、地域医療への貢献を目指してきました。当初は脳血管障害や高齢などが原因でＡＤＬ（日常生活動作）が低下した方への往診が主でしたが、認知症グループホームへの往診にも取り組み、さらに在宅の往診患者さんにも認知症の方が増えてきました。歩けるが認知症のために通院困難になり、通院から往診に移行した、というケースもありました。

今後、さらに認知症が急増していく時代に、独居の患者さん、受診拒否や介護拒否などの行動・心理症状が悪化している患者さん、老老・認認夫婦など、往診による認知症医療はますます重要となり、欠かすことができないものになっていくでしょう。

２０１１年から３年間の認知症往診事情

当クリニックで行っている往診のうち認知症の患者さんの事例をピックアップして、以下分析してみました。

認知症がらみの往診件数はのべ93例、患者さんの平均年齢は83歳です。往診先は在宅が52例（56％）、認知症グループホーム35例（38％）、高齢者施設6例（6％）でした。

往診になった理由としては、在宅の患者さんの場合は歩けないなどのＡＤＬ低下による通院困難が39例（75％）、認知症合併による通院困難が6例（12％）、病識欠如による通院拒否（自分は認知症ではないと主張して通院拒否）が6例（12％）でした。

これらを認知症通院困難例と通院拒否例に分けて検討すると、以下のようでした。

認知症の病型は、困難例でアルツハイマー型認知症が50％、血管性・神経疾患などが50％、拒否例では全例がアルツハイマー型認知症でした（若年性が1例）。

その後の現在の診療形態としては、困難例の6割が往診継続中で、残り4割は入院（入所）中です。拒否例では5割が通院による外来診療へ移行できています（残りは往診継続中、もしくは入所）。

身体的に通院可能だが診察拒否でやむをえず往診が必要になった場合、往診でうまく症状を抑えられれば通院拒否がなくなり通院も可能になってくる例も少なくありません。

認知症往診の役割は、①認知症グループホームでの診療、②在宅患者の認知症への適切な対処と診療、③歩けるのに受診できない場合の診療の三つがあげられますが、特に③は家族が大変な困難に陥っており、とても重要です。当クリニックでの統計でも、通院拒否例の半分は外来通院への切り換えや認知症通所介護事業所などへの通所が可能になっていることから、往診が医療とケアの並行展開につながる唯一の入口として機能していることがわかります。

事例　初めての患者さんへの往診は、初回が勝負

大村浩一さん（77歳）は、２０１３年4月ごろから元気がなくなり、意欲が低下して、家に閉じこもりきりになってしまいました。大村さんはいちおう独り暮らしですが、同じ敷地内のほかの家に家族が住んでいましたから、何かあればすぐに家族が駆けつけられる状態でした。

家族は大村さんの急な変化を心配して地域包括支援センターに相談しました。センターのほうから当クリニックに往診要請の連絡があり、7月下旬に初回の往診に行きました。

大村さんとはまったくの初対面です。認知症の初対面の患者さんに往診に行くときは、とにかく最初が重要です。初回で勝負が分かれると言ってもいいでしょう。

相手は引きこもって「受診しない」と言っているわけですから、高圧的な態度で無理に診察をしようとすれば拒否されてしまいます。いろいろ配慮しなければなりません。

引きこもっている患者さんにしてみれば「知らない人が家に来た」と当然びっくりするわけです。私は、通常の白衣スタイルで医師であることを認知してもらいます（これを白衣効果と呼んでいます）。そのうえで、やわらかく「健康診断で来たんだよ」などと伝えます。

「ご家族がね、どうもおじいさんの体調が悪いようだから、心配してね、私のところに連絡が来たんですよ。それで健康診断で、私が来たんだよ」

そうやって、にこやかに伝えると、大村さんは少し安心した様子になって「ああ、じゃあ見てもらおうか」と言ってくれました。

そこで脈拍、血圧、血液採取くらいまで行い、それで「健診なんだから、ついでに頭も調べておいたほうがいいですよ」と説明して、MRI-VSRADの予約もしました。そして「じゃあ1週間後にまたお邪魔して、血液検査の結果を説明しますからね」と言って、初回は帰ってきます。「また来ますよ」というきっかけをつくって次につなげることができれば、初回は大成功です（この方のように、MRI検査まで予約できる方は少ないですが）。

当然、大村さんのようにスムーズに行かないこともあります。そういうときも、根気よく相手を尊重して顔見知りになっていくことで、在宅での診療が可能になっていきます。

検査の結果は、血液中のヘモグロビン（血色素）量が８・３とかなり少なくなっていることがわかりました（成人男性は通常13～14程度）。高齢者としても明らかな貧血です。意欲低下や倦怠感などの症状は、貧血でも起こります。

また一方で、ＭＲＩ－ＶＳＲＡＤのＺスコアは１・２でした。これは正常とは言えないが少し海馬の萎縮が見られる程度です。さらに、小さな脳梗塞もいくつか発見されました。しかし身体所見としては麻痺はなく、血管性認知症主体ではなく、混合型のアルツハイマー型認知症としてドネペジルと貧血のための鉄剤をスタートしました。なお、長谷川式スケールは本人が拒否して実施できませんでした。

ドネペジルと鉄剤を飲み始めて２週間ほど経過すると、大村さんに変化が見えてきました。だるさが取れ、失せていた意欲も戻ってきたそうです。血圧が１８０以上もあり、高血圧の治療も並行して行い、心身ともに以前の状態に戻っていきました。

その後、ドネペジルを３㎎から５㎎に増量しました。そのころから、私が往診に来るのを家の外まで出て待っていてくれるようになりました。そして往診が終われば、外まで出てきて見送ってくれます。最初は閉じこもって家からまったく出なかったのですから、大きな変化です。

認知症の患者さんでも、信頼関係を築くことができれば効果的な治療が可能ですし、介護サービスの勧めにも応じてもらえます。つまりその信頼関係こそ最も重要で、認知症治療のいちばんのベースになるわけです。

大村さんは私の勧めに従って通所介護事業所にも通うようになり、そちらでもうまくやっておられます。

ただ高血圧は上下しており、下肢の浮腫も出てきました。家に閉じこもっていれば結果的に安静にしているのと同じで、その結果血圧も下がっていたと考えられます。通所介護事業所でいろいろな刺激を受け、身体的な活動も増えれば、血圧も上がるでしょう。ある程度は生理的な血圧上昇と考え、なるべく少量の治療で見守っています。

また、浮腫のコントロールも必要で、内服薬で落ち着いています。

証言

訪問診療から見える認知症の方とその家族生活

川上貴子（当医療法人訪問看護ステーション職員）

「まあ、久し振りね～、待ってたのよ」

「あら、どなただったかしら？」

「調子はいいですよ、こんなに元気なんだから」

「先生の顔を見ると元気になるね」

患者さんのご自宅を訪ねるたびに、そんな明るい声が返ってきます。一見すると認知症ではないように見受けられる方も多く、通院が可能なのでは？ と思われることもありますが、通院を促して実行させることが家族にとってはとても困難なようです。

当クリニックで訪問診療している方は、いま90名ほどです。そのうち約半分はグループホーム等の事業所におられ、残りは在宅の方々です。長い方は、もう10年近くになります。60名近い方が認知症ですので、当クリニックの訪問診療では認知症の比率が高いことがよくわかります。そして、困っているのは本人よりも介護している家族です。

大村さんは元来医者嫌いで、病院と名のつくところへは行きませんでした。加えて体もだるく、引きこもりがちで、何をするにも億劫で、認知症の症状も出てきました。しかし、診察に行くことができていませんでした。

ＡＤＬが良いので本来は外来での診察が可能ですが、本人が受診しないため、家族の希望で「健康診断」という名目のもとに訪問診療を始めることになりました。

訪問してみると、大村さんは思いのほか拒むような様子もなく、血液検査も受け入れました。検査の結果、体のだるさは貧血があることがわかり、内服治療を始めました。

認知症は、内服を始めることで行動・心理症状が改善し、通所介護事業所に通うことができるようになりました。社交的になり、表情も明るくなりました。また身体的には、貧血が改善したために散歩もできるようになりました。

このように、住み慣れた家で診察や簡単な検査ができるのが訪問診療です。患者さんも安心して必要な医療を受けることができます。大村さんの他にも、症状が大幅に改善して、訪問診療から外来通院が可能になった方もいらっしゃいます。「困っている家に足を運ぶ」訪問診療は、今後も地域の医療に重要な役割を果たしていくでしょう。

事例　往診によって介護家族も一緒に支えられる

石山辰文さん（75歳）も、受診拒否で往診が始まった患者さんです。

初めて往診に伺ったのが2013年3月ですが、その3年前に「混合型認知症」（アルツハイマー型認知症＋血管性認知症）と診断され、すでにドネペジルを服用していました。前の病院で通院していたのですが、イライラして怒鳴ることが増え、通院も困難になって当クリニックへの往診依頼となったわけです。

とにかく介護している奥さんに反発して、昼夜逆転で困らせているので、それを抑えることが先決です。また奥さんもカリカリしてケンカになります。

石山さんには、まず認知症の興奮を抑える漢方薬「抑肝散」を使いました。興奮性の副作用があるドネペジルですが、最初はこの使用を続けながらメマンチンを重ねてみました。これで多少はおさまったのですが、まだ怒るというのでドネペジルは中止し、同じ作用のあるガランタミンに変えました。すると、だいぶ落ち着いてきました。

しかし、どうしても奥さんが聞き分けのない石山さんを大声で叱るので、これが逆効果になって石山さんもまた興奮してしまうのです。息子さんが「お母さんはカウンセリングを受けたほうがいい」と言っていましたが、実際に家族のほうが治療の必要があることもあります。介護は難しいもので、その善し悪しで患者さんの状態も大きく変わります。

いずれにしても石山さんに落ち着いてもらうために、今度はチアプリド、ミアンセリンといった認知症の患者さんにも使いやすい向精神薬を処方しました。

これでさらに石山さんは落ち着いて大声を出すことはなくなりましたが、昼夜逆転が直りません。これは介護者にとってはいちばん困る症状です。奥さんも参ってしまって「もう施設に入れたい」と言い始めたので、ラメルテオンという睡眠薬を石山さんに処方しました。それでようやく、夜は眠るようになりました。

通所介護の利用をずっと勧めていましたが、本人が強硬に拒否していました。しかし夜眠るようになって落ち着いてくると、すんなりと行ってくれるようになりました。これは本人のために良いことですが、奥さんにとってもとても助かるのです。往診をスタートして半年、ようやく状況が少しずつ好転していきました。

それ以降は石山さんも奥さんもとても落ち着いていて、訪問するたびに良くなっていることがわかりました。ただ散々イヤな思いをさせられた奥さんとしては「とても優しくなんかできないわ」という感じが続いていました。そういう奥さんに対しても、「病気なのだから」とか「優しく接すればあなたにも優しくしてくれるのだから」と言うのですが、なかなか態度は変えてもらえませんでした。そこで、家族介護の資料を渡したり、認知症介護のテレビ報道も紹介しました。

そして往診して1年が経過するころ、奥さんが大きく変わっていきました。顔つきが穏やかになり、言葉も物静かになってきたのです。ショートステイも適宜利用しており、奥さんも趣味の活動を楽しめるようになりました。

「私、接し方を変えるようにしました。それまでは主人がうるさくてイライラするから、つい反発して強く言ってしまったけど、いったんガマンして落ち着いてから対応するようにしたんです。そうすると認知症なんだから、って思えるようになりましたし、自分でも楽になったんです。大変だけど、だいぶ慣れてきました」

そして、こんなことも言ってくれました。

「往診に来ていただいて、いま本当に助かっています。1年前はどうしようもない毎日で、これが永遠に続くのかと思っていたのに、少しずつ落ち着いてきて、いまは本当に気持ちが楽に過ごせています」

介護する家族は必死ですから、やはり患者さんを刺激してしまうこともあります。患者さんが多少落ち着いてきても、家族が原因でまた興奮させてしまうこともあります。そんなときでも、往診なら家庭にお邪魔して家族も一緒に支えられるし、ゆっくりお話もできるので適切なアドバイスもできます。

証言

大場先生との出会い

清水猛司（若年性認知症の家族の会『ふれあい』代表）

妻セツ子が64歳の誕生日を迎えて3か月ほど過ぎた早春のこと、都内に住む息子から電話がありました。

「お母さんおかしいよ、同じこと何回も言うよ」

私はまったく気づきませんでした。この日から、病院戦争が始まりました。病院、医者、薬が大嫌いなセツ子ですが、とにかく病院へ連れていかなくてはと思い説得しました。しかし、いくら話しても拒否の連続です。娘と二人で何度も頭を下げ、何とか電車を乗り継いで大学病院へ行きました。

病院までの道ものらりくらりと歩くので、通常の3倍の時間がかかりました。診断は、知能テスト、CT検査ともに異常なしで、セツ子は万歳でした。それから何もなかったようにI年半が過ぎました。

平成22年11月19日朝、寝床から立ち上がろうとしたセツ子の体が大きく崩れていました。「回っている、回っている！」と叫ぶ声。救急車で市内の総合病院に担ぎ込まれ検査を受けたあと、医師からこう言われました。

「めまいの原因は不明ですが、ＣＴ検査の結果、脳の萎縮が進んでいます。おそらく認知症でしょう」

私は、頭が破裂しそうでした。大学病院への紹介状をいただき受診、正式にアルツハイマー型認知症との診断がなされました。

１か月に一度の通院で2回までは何とか行けましたが、あとは拒否、私が薬だけをもらいに行きました。主治医の転勤もあったので、地元で病院を探すことに決めました。

受診拒否が多いので往診をしてくれる病院をインターネットで検索すると、大場先生のクリニックに行き当たりました。

さっそく私一人でうかがうと大場先生が話を聞いてくださり、「今日午後にでも行くよ」と気さくで優しい返事をいただきました。自宅でいろいろとお話をし、まずは通院を頑張るということになりました。病院の入口まで来て逃げ帰ることもありましたが、やはり2回までは何とか受診できました。しかし3回目は完全拒否になったので、往診が決まりました。

往診時も先生が見えるとベランダに逃げたり押入れに入り込もうとしたりで、大変でした。しかし回数を重ねるうちに先生に慣れたのか、逃げることもなくなりました。そして現在では、お世話になっている小規模多機能型居宅介護事業所からすぐ裏にあるクリニックに通院できるまでになりました。

まだまだ嫌がることもあり、日によっては涙を見せていることもあります。しかしたいていは先生を前にダジャレを言い、冗談を飛ばす、笑いの絶えない診察風景です。

先日の診察では「大場先生は優しい」という言葉が初めて出ました。閉じこもっていたころが嘘のように、いまは笑顔が絶えません。

大場先生はじめ、お世話になっている皆さんと出会えたことに感謝いたします。

「地域包括ケア時代」到来！かかりつけ医が中心となって介護・地域との連携をつくっていく

厚生労働省オレンジプランの7項目

厚生労働省が2012年に発表した「認知症施策推進5か年計画」、いわゆるオレンジプランでは、認知症の高齢者を早期に発見することで少しでも早く適切な医療や介護を開始し、住み慣れた地域でそのまま暮らし続けていけるよう、施設介護中心から在宅介護中心へ移行することを根本施策としています。

その概要は以下の通りですが、これはまさに当クリニックと当医療法人が、今日まで10年以上にわたって取り組み、積み上げてきたことそのものだと考えています。

①標準的な認知症ケアパスの作成・普及

認知症ケアパスとは、患者さんの状態に応じて適切なサービスを提供していくための流れをシステム化したものです。医療、介護、地域（家族）の三者が一つの目標をもって連携し、達成していくための仕組みです。トライアングル支援の戦略図とも言えるものです。

②早期発見・早期対応

「認知症初期集中支援チーム」の設置が推奨されています。これを地域包括支援センターなどに配置し、医療も関わりながらチームで家庭訪問を行い、アセスメントや家族支援を行っていこうという狙いがあります。「早期診断をになう医療機関の数を増やそう」という取り組みでは、「身近型認知症疾患医療センター」の建設によって早期診断、早期支援、危機回避支援を実現することが推奨されています。

これらの機能は、手前ミソですが、そもそも当クリニックが開業以来めざして実践してきたもので、いよいよ国もその重要性を理解してくれてきたなと思っています。また、多職種協働で実施される「地域ケア会議」についても、内容的には当クリニックで実践してきたもので、その重要性が確認できます。

③地域での生活を支える医療サービスの構築

認知症の薬物治療に関する「ガイドライン」の策定、精神病院に入院が必要な状態像の明確化、「退院支援・地域連携クリティカルパス（退院に向けての診療計画）」の作成などがあげられています。

④地域での生活を支える介護サービスの構築

認知症の人が可能な限り住み慣れた地域で生活を続けていくために、必要な介護サービスの整備を進める、ということです。当医療法人が進めてきた、軽度から重度までの認知症の人に対する介護事業所の整備（6か所）もその実践例となるでしょう。「地域立脚型」ネットワーク形成の重要性が、また確認できると思います。

⑤地域での日常生活・家族の支援の強化

認知症地域支援推進員、認知症サポーター、市民後見人の育成・支援組織の体制の整備、認知症の人やその家族への支援などが推奨されています。当医療法人では、2006年から認知症の人と家族の会埼玉県支部主催の「三郷の小さなつどい」定期開催に協力し、20～

30人前後が参加しています。また、２０１３年から軽度認知症の方中心のカフェ（通所介護事業所）をオープンし、平日は毎日開き、認知症の患者さんとその家族への支援をさらに推進しています。

そしてここを会場として、２０１４年からは、家族の会主催のオレンジカフェも毎月開催されています。これらは、トライアングルの中の家族支援の実践と考えています。

⑥若年性認知症施策の強化

若年性認知症支援のハンドブックの作成、若年性認知症の人の意見交換会開催などが推奨されています。当医療法人の支援で、「若年性認知症の家族の会」が月一回定期開催され、有意義な意見交換が行われています。

⑦医療・介護サービスを担う人材の育成

「認知症ライフサポートモデル」（認知症ケアモデル）の策定、認知症介護実践リーダー研修の受講、認知症介護指導者要請研修の受講、一般病院勤務の医療従事者に対する認知症対応力向上研修の受講などが勧められています。当医療法人でも研修は重視しており、毎月のように行っています。

「地域包括ケア時代」の到来

オレンジプランの③～⑦は「認知症医療は、薬物治療だけではない。施設中心ではない」という認識から生まれたものでしょう。今回の地域包括ケアの中心テーマの一つがここにあると考えられますが、これはそのまま当医療法人創立当初から堅持してきた理念と実践に共通したものだと自負しています。

つまり事業展開としては、地域に立脚したネットワーク形成と医療・介護・地域（家族）のトライアングルでの活動が重要だと思います。

地域包括ケアとは、オレンジプラン公表の翌年に成立した「持続可能な社会保障制度の確立を図るための改革の推進に関する法律」（プログラム法）において「地域包括ケアシステム」が明文化され、その構築に向けて、いよいよ積極的に取り組みを進めることが求められているものです。それは、「ニーズに応じた住宅が提供されることを基本とした上で、生活上の安全・安心・健康を確保するために医療や介護のみならず、福祉サービスも含めた様々な生活サービスが日常生活の場（日常生活圏域）で適切に提供できるような地域での体制」とされています。

つまり、住み慣れた地域で、できる限り自分らしい暮らしを人生の最後まで続けることができるよう、医療・介護・予防・住まい・生活支援が一体的に提供される地域での包括的なケアシステム（ネットワーク）の実現です。これは行政、特に市町村が、個々の地域の自主性や主体性に基づいて、また個々の地域の特性に応じてつくりあげていくことが必要、とされています。

さらに、地域包括ケアシステムの構築を実現していくには「地域包括支援センター」と「かかりつけ医」の役割が大きいことも指摘されています。「かかりつけ医」の機能を担っている地域ごとの医師会などの協力を得つつ、在宅医療と介護の連携を推進することが重要であることも強調されています。かかりつけ医には、当クリニックが取り組んできたように、患者さんを早期診断して早期治療を開始し、同時に介護サービスにつなげていく機能が、まさに求められているのです。

重要な地域包括支援センターの役割、怒濤の三連続紹介

２００５年から各市町村に設置されている「地域包括支援センター」は、家族や近い人などが認知症の疑いで困っているようなときに、最初の駆け込み寺（相談所）にもなる機関です。

認知症医療は大きく進歩しましたが、腹痛や風邪で医師にかかるように、認知症が心配になったらすぐに受診できる体制はできていません。また医療だけではなく介護も同時に必要になってくる認知症では、患者さんや家族の生活の総合的な面から対応が必要になってきます。その意味で、いま地域包括支援センターは、認知症問題で非常に重要な役割を果たしていますし、「地域包括ケア時代」、その役割はもっと重要になっていくでしょう。

当クリニックは、地域包括支援センターと緊密な連携を取っています。当クリニックがなければ途方に暮れるような案件をたくさん抱えているので、その受け皿としてもの忘れ外来や介護事業サービスへの窓口を持つ当クリニックの役割は重要だと考えています。

2014年のある日、強い行動・心理症状を伴った認知症（と思われる）患者さんが、地域包括支援センターから1週間に連続して三人も当クリニックに紹介されて来院しました。いずれもすぐに診察して、治療・ケアの方針を確立し、実践していかなければならない例でした。以下、その三例を簡単に紹介しましょう。いずれも、地域包括支援センターのスタッフの時間・場所を超えた積極的対応、さらに入所のための施設探しや手続きなどの奮闘があったからこその事例です。

事例　①困り果てた奥さんのＳＯＳ

Ａさん（67歳）は、30代のころから多量飲酒で精神科の治療を受けており、７年前からは高血圧と糖尿病で総合病院内科にも通院していました。そして４年ほど前から認知機能障害がひどくなり、自宅に引きこもるようになっていました。前年の11月から３か月あまりは医療保護入院となってアルコール性認知症として治療を受けましたが、退院後も食行動の異常（拒食・多食）、入浴拒否、「もう死ぬから」などの暴言、自宅内の徘徊、大声、受診拒否などが続いていました。困り果てた奥さんが地域包括支援センターに相談、当クリニックへの紹介となったわけです。

保健師とともに家族の相談を聞き、往診（訪問診療）をスタートさせることにしました。３日後、初回往診時は地域包括支援センター職員２名も同行しましたが、自室への入室は拒否、応接室で嫌々ながらも診療を受け入れました。本人からは頻尿、排尿痛、排尿困難の訴えがありました。血圧を測ると、受診拒否から降圧剤の服薬を中止していたため上が２２０もあり、「これ以上上がると危険」と警告、服薬と血液検査の必要性を説明し、向精神薬と認知症の薬、本人の最も苦痛な膀胱症状の治療薬、そして降圧剤を処方しました。

４日後、２回目の往診では自室での診療に応じました。排尿痛がつらい、眠れないなどの訴えは同様で「100回トイレに行くが出ない」と怒っていました。また気分の変化が激しく、「点滴してほしい」と言ったあとすぐに「点滴は嫌だ」と怒るなど話が一貫しません。尿検査の結果、細菌と白血球の増加が認められたので抗生剤と鎮痛剤を追加しました。

その後、毎週往診し、前頭側頭型認知症の疑いへの考慮、生活習慣病や排尿障害・大声出しの症状対策など、状況に応じて毎回薬を調整していきました。往診を受け入れ、薬も服用するようになりましたが、怒りやすく大声を出す症状がおさまりません。結局、奥さんが在宅療養の限界を訴えて近隣市の精神病院への緊急入院となりました。

即受け入れてくれたのは、緊急事態にも対応してもらえるスーパー救急病棟も備える認知症専門の精神病院です。在宅医療支援として大変貴重です。今までも幾度となく緊急入院対応を受け入れてくださり、とてもありがたい存在です。

事例② 「家の中に誰かいる!」独居の認知症患者さん

Bさん(78歳)は、Aさんが紹介された2日後、やはり地域包括支援センターの紹介で来院しました。この方は独り暮らしで、妄想・幻覚・幻聴に悩まされ、そのために自宅に入る(帰る)ことができなくなりました。近所の方や民生委員や地域包括支援センターのスタッフが対応し、総合病院を受診すると精神科の救急病院を紹介され、そこで「アルツハイマー型認知症の疑い」と診断されました。しかし妹さんが納得せず、当クリニック受診となったのです。

幻覚があることからレビー小体型認知症が疑われますが、検査はほとんどできません。そこで診断よりも困った症状の緩和を第一と考え、落ち着かせるための漢方薬（抑肝散）と向精神薬を少量処方しました。また独居は困難なので事業所への入所を本人の姉妹と相談しましたが、本人の拒否と受け入れ先が見つからないことから、まずはショートステイの利用から始めることになりました。その後、この方は腹水がたまって総合病院内科へ入院、現在加療中です。

証言

地域にしっかりした医療体制があるからこそ

石本幸枝（地域包括支援センター『悠久苑』保健師）

この方（Bさん）は何年も前から独居で、私もたびたび訪問していた方です。以前から「家に何かいる」と、隣の家に上がり込んだりしていました。隣の方が「ウチはいいですよ」と言ってくださったので問題はなかったのです。

それまでもたびたび本人、妹さんから連絡があり、そのたびごとに訪問していました。この時は夜7時過ぎに民生委員さんからの連絡でした。すぐに家から駆けつけると、民生委員さんやご近所の方に抱えられて本人は外に立っていました。

幻覚、妄想からみんなに悪態をついて大変な騒ぎです。クルマに乗ってもらって、糖尿病で通院しているかかりつけの病院の夜間救急外来を受診しました。しかし、「精神的なところは診ることができない」と受診を拒否され、救急対応の精神病院一覧表を渡され、家族が連絡するように言われました。本人がいちばん信頼している先生の病院なので、とにかく今晩一晩だけでも、と思ったのですがダメでした。

待合室で待っていると落ち着いてきて、私たちに「真夜中に大変ね。ウチでお茶でもどうぞ」と何もなかったように話されたので、ようやく自宅に帰ることができたのでした。夜の11時を過ぎていました。

翌朝、妹さんと息子さんに集まっていただき、今後のことを協議しました。認知症の説明をし、認知症の受診が必要と認知症の外来（大場先生）を紹介し、緊急で受診をしました。無理なお願いでも、なんとか調整して対応していただけます。このようなクリニックが地域にあると、地域包括支援センターは非常に動きやすいのです。大場先生のような存在があるから、私たちも頑張って仕事ができるのだと思い感謝しております。

事例 ③「ゴミ屋敷」に独居の70代女性

Bさんが来院してから3日後、また地域包括支援センターからの電話が鳴りました。「またですか」と冗談を返す間もなく、「これから連れて行きます」の言葉に「わかりました」と返事するしかありませんし、「よし私の出番だ」と袖をまくります。

Cさん（71歳）はやはり独り暮らしで、家族とはここ数年交流がないとのこと。とにかく家の中がゴミ屋敷状態で、異臭がひどく、近所の方が困って地域包括支援センターに連絡しました。それでスタッフが訪問し、当クリニックに連絡してきたのです。

長谷川式スケールを行おうとしましたが、拒否されました。かなり進行したアルツハイマー型認知症と考え、認知症薬と向精神薬を処方しました。しかしこの方も独居はとても無理な状態で、地域包括支援センターが入所できる施設を探したところ、老健（老人保健施設）で受け入れてもらえることになり、比較的スムーズに入所となりました。ご近所もほっとされていたようです。

認知症ケアとの二人三脚、かかりつけ医が積極的に

もの忘れ外来を設置しても、認知症の患者さんが自分らしい生活を継続するために、医師ができることは限られています。いくら入念に問診したり家族からの相談を聞いても、患者さんの生活そのものに医師が関わることはできません。

したがって、認知症の患者さんがもの忘れ外来を受診したからといって、それですべてOKとはなりません。それからがスタートで、状況に応じた的確な認知症ケアが治療の大前提になるわけです。まず家族指導から始まり、介護事業所へとつながる的確な認知症ケアがあって、そのうえで薬物療法が効果を発揮します。

したがって最初に認知症を診断した医師は、その患者さんを的確な認知症ケアに導き、家族に対する指導も同時に行っていく必要があるのです。

多くの医師は医師としての役割に集中しており、福祉やコメディカルの分野と協力しあっていくことには必ずしも慣れていません。

しかし認知症医療は、その連携なくして成り立たないと言っても過言ではなく、もの忘れ外来を設置するということは同時に、福祉・介護・地域（家族）との連携も確立しなければいけない、ということなのです。

当クリニックでは、いくつかの事例で紹介しているように、もの忘れ外来で認知症と診断した患者さんに対して、投薬などの治療の開始とともに介護事業所などの介護サービスの利用を患者さん・家族に勧めています。

「認知症になってもその人が自分らしい生活を地域で続ける」ために、通所介護など介護事業所の利用はきわめて（時には薬以上に）重要です。まず利用するのは当医療法人の介護事業所です。何と言っても認知症ケアに熟達しているからです。

もちろん他法人事業所とも積極的に連携していきます。その患者さんにとって、最も効果的な認知症ケアが提供できる介護事業所を、優先的に紹介していくことが重要なのです。

当医療法人の医療・介護システム

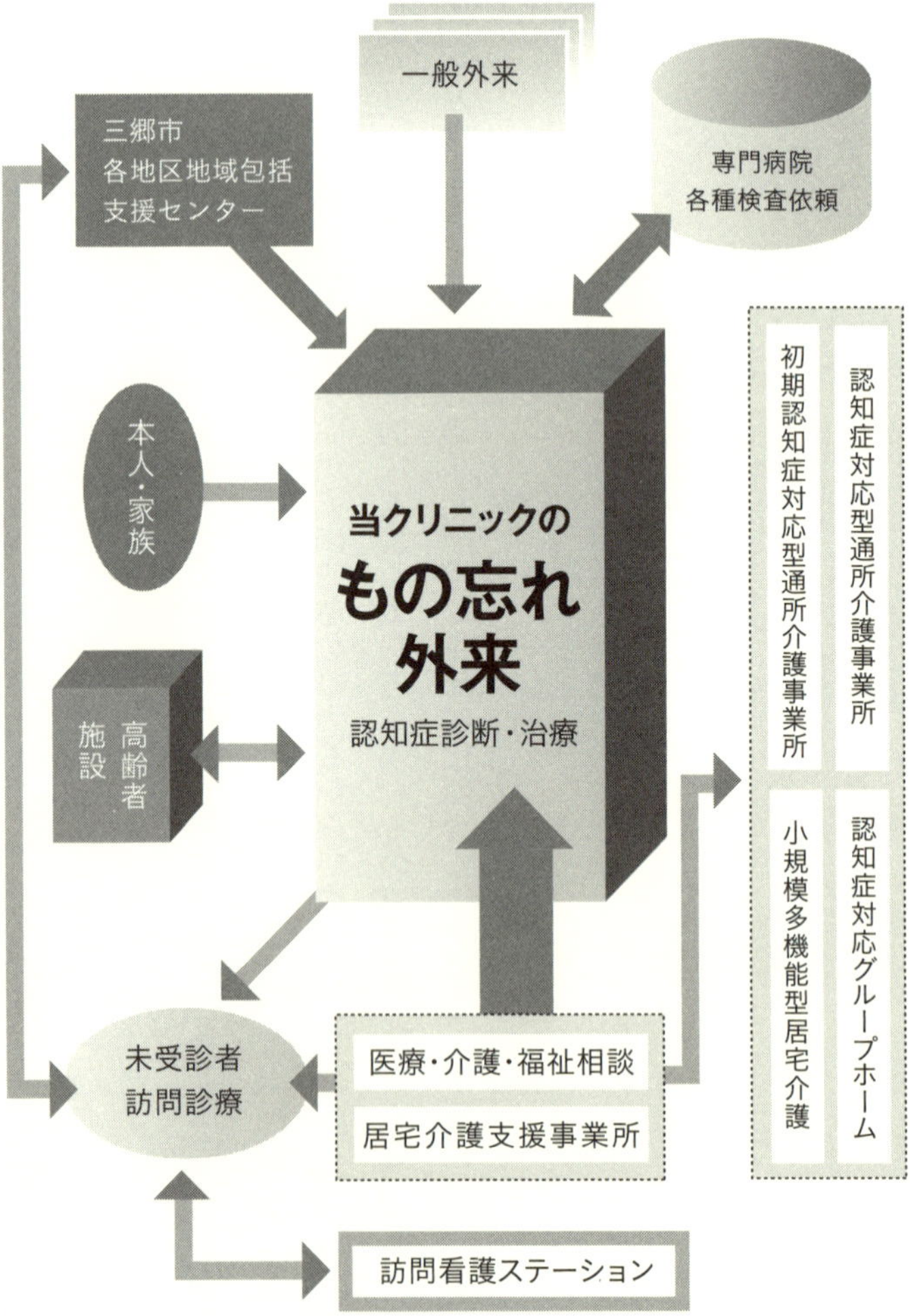

第3章

認知症医療の重要なパートナー、認知症ケア

高杉春代

認知症介護の姿勢、もう一度根本から考え直してみましょう

認知症の介護はかつて「身体介護中心の〝してあげる介護〟」「問題対応型介護」に追われていました。そして、患者さんの起こりうるトラブルの対処や始末だけで終わっていました。

その後、もう少し患者さん自身の立場を考えた「アクティビティ中心の集団的対応」の介護も付加されるようになりました。現在では、ほとんどの介護サービス事業所で、ゲーム、運動、音楽、絵画、工芸、書道、園芸、集団回想法など、さまざまなアクティビティ・ケアが集団的に行われるようになっています。

こうしたアクティビティは患者さん個人が自由に選択するものではなく、事業所が組んだプログラムに全員が合わせるかたちで行われます。それでも患者さんは喜び、刺激をもらい、それによって患者さん同士の交流を深める機会になっています。

しかし当然、なかには参加したくない患者さんも出てきます。みんなで行うアクティビティには集団的な協力が必要ですが、集団に馴染まない人にとってはそれが苦痛で、秩序

を乱してしまうことがあります。あるいは、コミュニケーションが円滑に進まないという障害を持つ認知症の人にとっては、そのことが誘因となって行動・心理症状が激しくなり、協調的にプログラムをこなすことが困難になる患者さんもいます。

そうなると介護する側は、プログラムを円滑に進めるために「いかに嫌がる患者さんにやらせるか」という視点に立ってしまいます。認知症の患者さんには、そのような環境こそが不安や不信感を大きくさせ、不穏な状態になります。さらに、「困った行動を起こす人」としてとらえることは、認知症介護という立場から見れば、本末転倒と言えるでしょう。

そもそも、長い人生経験を経てそれぞれの趣味も経験もまったく異なる高齢の人たちを集めて、「これをやりましょう」と一方的に同じアクティビティをやらせることに無理があると考えるのが自然ではないでしょうか。よく考えれば、介護する側が合理的に都合よくプログラムを進めるための「仕組み」に過ぎないことがわかります。

そして、その仕組みに合わせることができない患者さんは「問題を起こす困った人」で、「ここの事業所には合わない人」、「私たちの介護では無理な人」とレッテルを貼ってしまいます。これではいったい誰のための介護なのか、ケアなのかと、考えざるをえません。

当医療法人の各介護事業所ではこの点を重要視し、「その人（患者さん）を中心に据えた介護」を実践していこうとしています。認知症の人の声に耳を澄ませ、その声なき声にも耳を傾け、その人の人生の物語を知り、その人が望む暮らし方・その人らしい生き方を支援する「ともに歩むケア」こそ、本当の認知症ケアのあるべき姿と考えています。

介護保険制度下によって人員基準が制約されている介護事業所にしてみれば、「わかっているけどできない」ということなのかもしれません。しかし、良い介護は薬物療法よりも良い影響を患者さんに与えることができます。それによって家族も救われ、喜びとなります。そこに介護事業所の重要な役割があるはずです。

同じ制約の中でも「その人の生活と人生をつないで」という理念を掲げ、ともに歩むケアを実践している当医療法人の取り組みの一端を、本章で紹介します。私たちの経験してきた事例が、いま介護現場で頑張っている、頑張りたいと思っている人たちの背中を押すことができれば、こんなに嬉しいことはありません。

もの忘れ外来と相談機能

早期診断を無駄にしないために

認知症医療は、ここ十数年で大きく進歩しました。その一つが「早期診断が可能になった」ということでしょう。

認知症という病気では、失った脳の機能を回復させることは難しいので、できるだけ早期に診断して早期に治療を開始することで進行を遅らせる効果があり、そのことは、いつまでも自立生活を営んでいく、いつまでも自分らしく生活ができるという点で、とても重要なのです。

しかし、早く診断できて治療も開始できたからすべてがＯＫ、という具合にはなかなかいきません。それは認知症が、医療と介護・生活の両輪で支援が必要な病気と言えるからです。まさに、ともに歩む認知症医療とケアが必要なのです。

たとえば「初期のアルツハイマー型認知症です」と診断された患者さんは、処方された薬を飲むことはできても、「今後自分はどうなっていくのだろう」「どんな生活が待っているのだろう」という不安でいっぱいになります。

家族も同様です。「これからどのような介護が必要になるのだろう」「それは誰がやるのだろう、どのくらい負担がかかるのだろう」「経済的な負担はどうなのだろう」といった不安が一気に押し寄せてくるはずです。

従来、大きな病院に設置された一般的な「もの忘れ外来」では、治療に着手してくれても、その人らしい生活のフォローがほとんどできていませんでした。病院から多少のアドバイスはもらえたとしても、認知症医療の最初のスタートの時点で、医療と介護と家族の連携を包括的にリンクしていく人は不在で、バラバラの情報のまま受け取っていました。

この状態では、患者さんの不安はますます大きくなって病状が悪化するかもしれませんし、家族も不安感から患者さんとの関係をうまく築くことができなくなってしまうことが多いのです。これでは早期診断を生かすことができていないことになります。

当クリニックでは、その司令塔の役割をクリニック（医療）が担当していこうという方針のもと、患者さんや家族の最初の窓口となる「もの忘れ外来」に、診断・治療とは別の「相談」という役割を設けました。その内容を具体的に紹介したいと思います。

ともに歩む認知症ケア、「医療と介護の両輪」が重要

「あなたは認知症です」

表現は別としても、医師からそのような診断を聞いたとき、患者さんはどのように思うでしょうか。認知症の病状がかなり進んだ状態になると、「病識」がなくなることが多くあります。医師から診断を受けても、それを否定して怒る、拒否してしまう、あるいは認知症であること自体が理解できないということもあります。

しかし初期で、まだまだ医療と介護によって十分に病状を維持していくことができる状態であればあるほど、患者さんは「自分が認知症である」ということを受けとめ、その後どうなるかということを考え、大きな不安や無力感を抱くのです。

それを放っておくとうつ状態や引きこもりになり、引きこもった状態はさらに活動能力を衰えさせ、病状を悪化させるという悪循環に陥ります。また、不安とともに孤独感が大きくなり、「自分が理解されていない、受け止めてもらえない」と疎外感さえ感じ、「苛立ち」が起こってきます。それが行動・心理症状（暴言・暴力、不穏）などにつながりかねません。

まず必要なのは、診断と同時に患者さんと家族に「認知症の治療は、お薬を飲むことだ

けではないのですよ」ということを説明し、治療の大切さと合わせて生活を活力あるものにしていくことが重要であると理解してもらうことです。

それを支援するための制度としては介護保険があるし、それによって受けられる介護サービスもあります。困ったときに相談する相手も、地域包括支援センターやケアマネージャーなどたくさんいます。もちろん、家族の方自身の受容と介護の仕方も患者さんの治療に重要になってきます。そういった医療と介護と家族・地域が一体となって全体で患者さんの生活を支えていくのが認知症医療なのだ、ということを最初に理解していただくことが非常に重要です。

特に若年性認知症や初期認知症の患者さんにとっては、診断されてからの1～2年をどう過ごすかが最も重要です。その期間を漫然と家だけで過ごさないように、外来診療にこうした相談機能を加えることが重要になるわけです。

また、若年性認知症の方や初期認知症の方は、当初、介護サービスへの拒否感を持つことが少なくありません。その気持ちを理解して、少しずつ慣れてもらうことが大切です。

初期認知症の患者さんに対応する相談機能について、国が提唱する「オレンジプラン」では地域包括支援センターに相談員を配置する案が勧められています。しかし、病院のもの忘れ外来に相談員が配置されれば、自動的に医療から介護へつながりますし、患者さんや家族も利用しやすくなり、このほうが患者さんや家族も抵抗がなく利用しやすいと思われます。

自己選択、自己決定の介護事業所を目指す

強制的にみんなでやらせるのではなく、各自が自己選択

もの忘れ外来で認知症と診断された患者さんや家族には、その患者さんに合った介護サービスを利用することを積極的に勧めています。

「認知症の介護」とひと括りに表現されますが、内容は個人の生活歴や病状の進行度によってまったく異なってきます。たとえば、もの忘れ外来で認知症の診断を受ける方には65歳以下の若い方も少なくありませんし、初期認知症で要介護度が要支援や要介護度1程度ということもよくあります。その場合には、いわゆる「身体的介護・介助」といった支援はほとんど必要ありません。それでは放っておけばよいかというと、そんなことはない、というのは前述の通りです。

介護サービスの利用を勧めるのは、第一に「不安な患者さんを一人にさせて、不安を助長させたり閉じこもりにさせないため」です。通所介護事業所などを利用することで、事業所のスタッフやほかの利用者とリラックスした交流ができるようになることが大事なのです。通所するうちに顔なじみになり、友だちになり、やがては親友のような深いつながりになっていくこともあります。そうした人間的な関わりを積極的にもってもらうために、もっと介護サービスを利用してほしいのです。

もちろん、基本は「患者さんの人生を支えるための」介護ですから、主体は患者さんです。患者さんが嫌がること（あまり楽しくないこと）を押しつけるのではなく、やりたいことを探してもらうことです。

たとえば、茶道や将棋、マージャン、生け花、絵画、書道、民謡、ゴスペル、園芸、手芸等といったような趣味があれば、それを事業所のみなさんとやってみるとか、趣味はないというのであれば、事業所でやっているいろいろなプログラムの中で自分が楽しめそうなことを選んで参加する、という具合です。それもイヤなら、強制はしません。ただぼーっとしていてもいい。スタッフの働きかけで、きっと興味を抱ける何かが見つかってくるものだからです。

一人ひとりの今日の過ごし方は「自己決定」

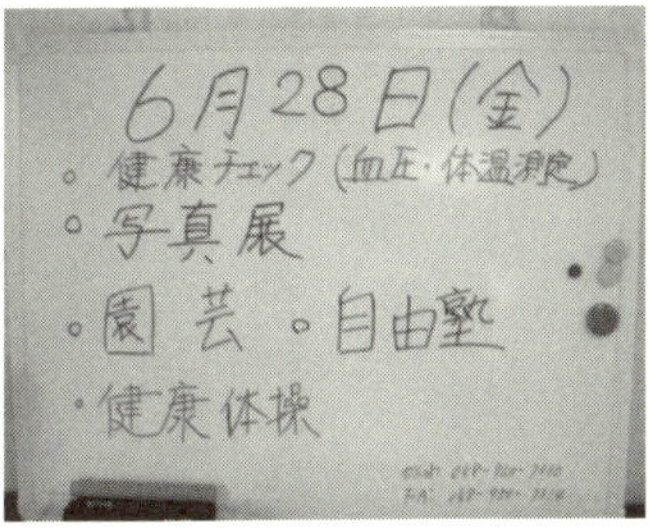

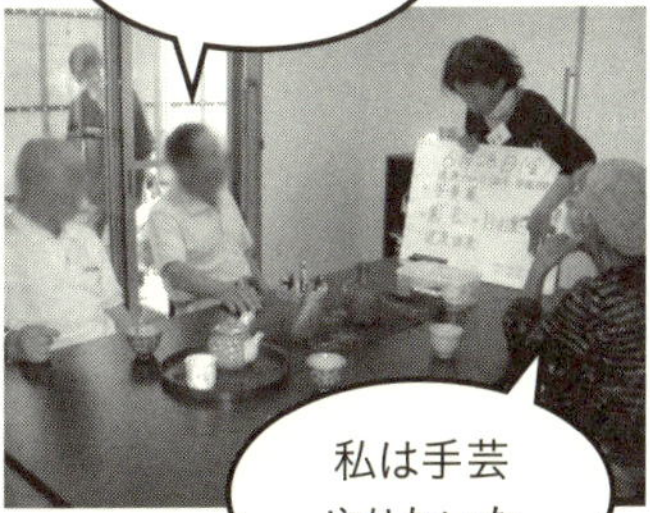

それぞれの選んだ活動

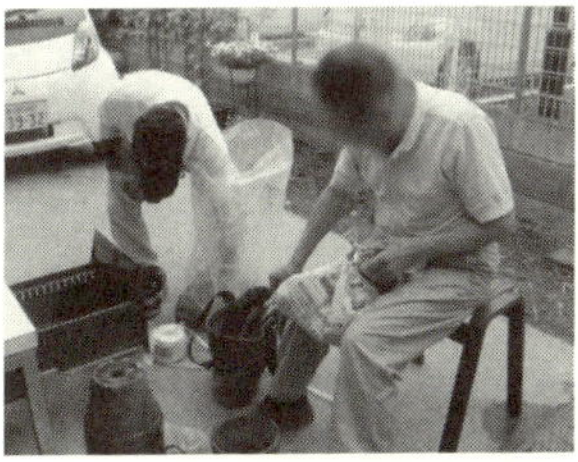

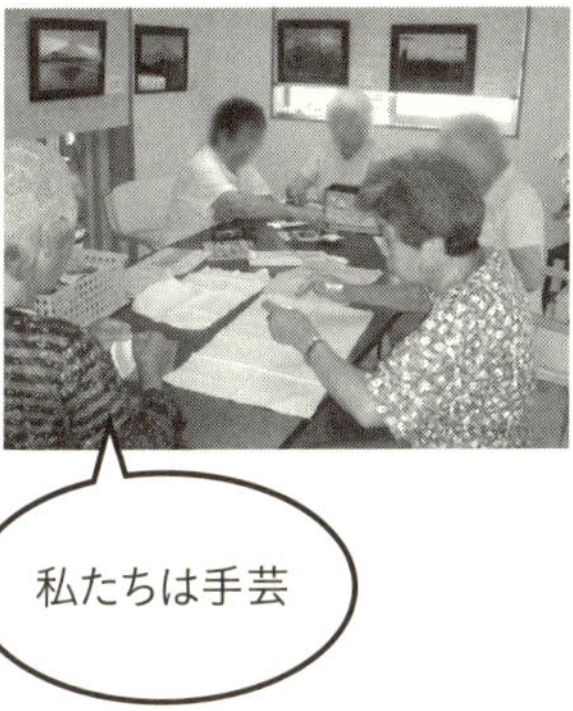

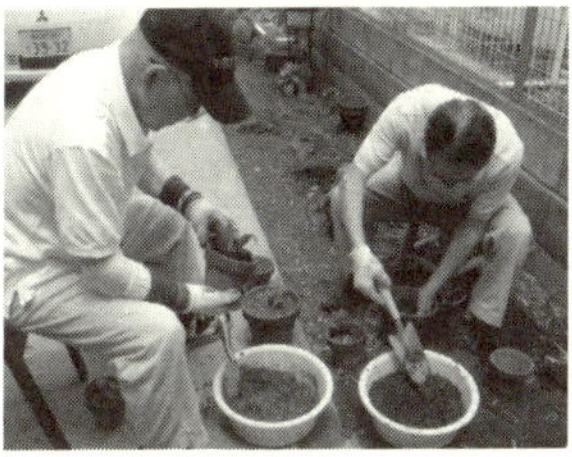

認知症の人が通ってみたい介護事業所

介護事業所は利用者さんのためにあるべき

これまで介護事業所は「レスパイト」としての機能を主に考えられてきました。つまり、在宅で介護している家族の負担を軽減し、介護者を癒すために、一時的に患者さんを預かる機能です。

そもそもいま行われている介護保険制度自体が、私たちが主張して実践しているような「患者さん本人が豊かに暮らせるため」のものではなく、介護者の負担軽減のための制度です。ですから事業所は、どうしても「預かります」という姿勢になります。

通所介護事業所などの一般的な事業所で行われている介護プログラムも、実態は、利用者を主体に考えられたものではありません。利用者の個々の好き嫌いはともかくとして、みんなで同じレクレーションをしましょう、この時間は歌いましょう、ゲームをしましょう、と（結果的には）押しつけてしまっています。

ところが、認知症の人たちの中には、集団プログラムに対応できない人もたくさんいます。それを「みなさんのためですから」と、無理にプログラムに当てはめられてしまっては、楽しいどころか苦痛の時間になってしまいます。そうしたことから、事業所での介護を拒否したり、そもそも事業所に行くことを拒絶してしまう認知症患者さんが非常に多いのです。

また、ただ従順に言われた通りプログラムに参加している利用者の中にも、自分自身が楽しいと思ってやっている人はどれくらいいるでしょうか。なかば強制されたプログラムでは脳への快刺激になりません。表情が生き生きとしてこないのも当然です。感情も豊かでプライドも高く、介護事業所のスタッフよりも人生経験の豊富な方たちなのです。そのような合理性だけを重視したプログラムでは認知症の介護として適切とは言えません。

介護事業所は家族介護の負担を軽くするためにもあるものですが、その介護は利用者の生活の一貫としても重要なのです。本書で何度も出てくるように「医療と介護の両輪で動いていく」のが認知症の医療だからです。ケアこそ、認知症治療を補い効果を高める重要なパートナーであることを思い出さなければいけません。

的確な支援で、患者さんは「できる人」へと変化する

認知症の患者さん一人ひとりは、人生経験豊かな高齢者です。これまで一生懸命生きてきた自尊心もプライドもあります。そうした人間としての尊厳は一生持ち続けてほしいのです。

生活障害が軽い初期に認知症の診断がつく時代にもなりました。認知症の人の多くは頼れる人がいて、安心できる場所があり、安らかな暮らしと平和な時の流れの中で自分自身の力を自覚し、喜びや楽しみを見出して生活したいと望んでいます。

それまで持っていた知的能力、生活能力、自分の歴史、人間関係が少しずつ失われていき、そのすべては本人が生きるよりどころとしてきた大切なものです。だからこそ自信がなくなり、不安は大きく広がっていきます。これまでの生活史が尊重され、自分の力が発揮できて尊厳をもった生活をいつまでも送りたいと願っています。

当医療法人の初期認知症対応型通所介護事業所は、そんな思いを持っている方々の要望に応えて開設されました。

ここは、まず建物の設計で、バリアフリーにはしていません。避難するときのために最小限のバリアフリーにした部分はありますが、それ以外はすべて普通の住宅と同じように

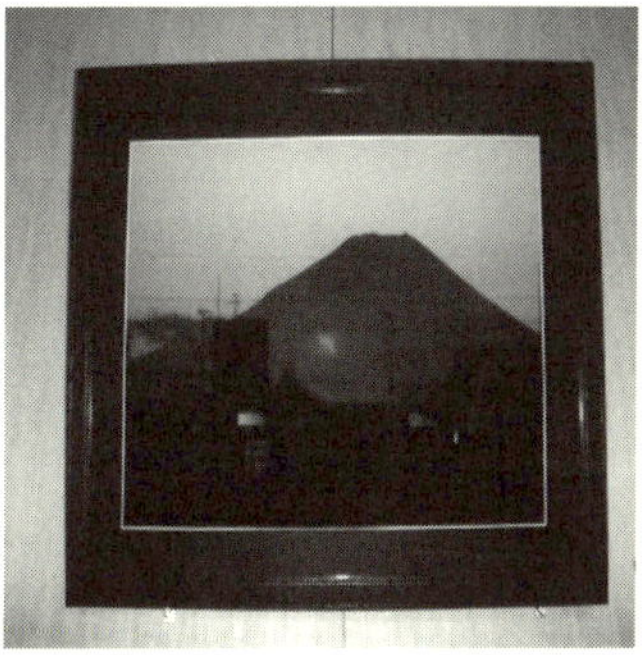

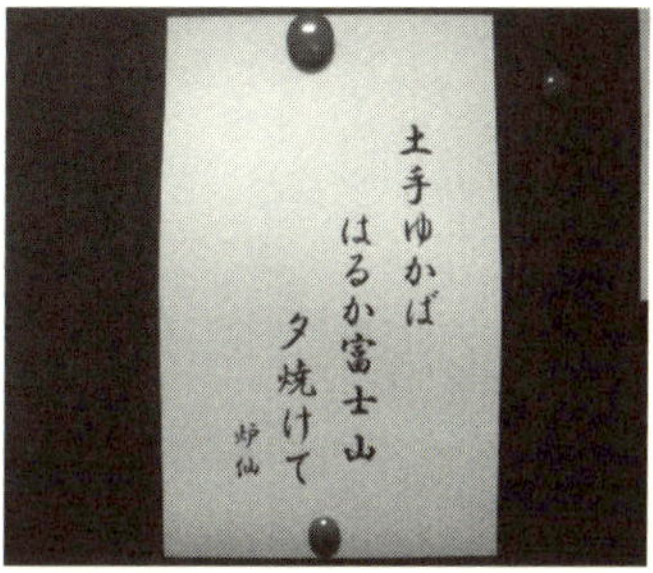

私たちの通所介護事業所には、さまざまな作品が展示されています

バリアがあります。

また、ここでやることはすべて利用者さん個々の「自己選択」と「自己決定」によって決まります。プログラムにないことでも、やりたいことがあればできるように工夫します。何もしたいことがない、ということであれば、いろいろな選択肢を見てもらいます。

認知症の行動・心理症状を軽減、和らげるためには薬も有効ですが、もっと有効なのは生活の中の「快刺激」だと言われています。やっていて楽しい、面白い、夢中になれる、ということが心地よい刺激となり、それがまた次の「やる気」につながって、精神的な安定をもたらしてくれます。快刺激はドパミンが増えるのです。

認知症だからできない、と思い込んでしまうと、生活の可能性はどんどん狭まってしまいます。認知症の方も、必要な支援が的確に得られれば、豊かな生活を送り続けられます。むしろ昔の体験がよみがえってきます。そして評価されれば、やはり楽しく、またやりたくなります。それは人生経験をしっかり積んでいる人だからできるのであって、その中身を見失わないようにし、尊重し、支えていくことが大切です。

通所介護事業所で楽しみを見つけ、他者との交流に喜びも感じれば、患者さんは通所に対して価値を見いだすようになります。患者さんの生活は、より豊かなものになっていきます。それがまた、症状緩和と介護負担の軽減にも役立つわけです。薬物治療の前提として、このような介護の役割があることを重要視したいと考えています。

家庭への仕掛けと生活リハビリテーション

利用者の家庭と事業所をできるだけつなげていく、分離しないという配慮は、通所介護事業所にとって非常に大切なことです。事業所にいるときに、自分が選択して「やる」と決めたことを楽しんでできていれば、それは比較的スムーズにいきます。

たとえば、通所介護事業所で種を蒔いて植物を育てているのであれば、成長して小さなツボミがついてきたときに苗を一つ家に持ち帰る、あるいは花が咲いたら切り花にして自宅にも飾る、歌を練習しているなら家族といっしょに歌ってみる、そういうことです。

こうしたことによって家庭での会話に通所介護事業所の話題が登場し、患者さんにとって事業所がより身近でアットホームなものになっていきます。

また当医療法人のグループホーム、通所介護事業所では、生活に必要なことはできるだけ利用者自身にやってもらうということを基本としています。これは、認知症の患者さんの生活能力をできるだけ維持し、できれば伸ばしたいからです。建物の内装もわざわざバリアフリーではないように普通に設計してあるのも、一般的な生活空間での動きを退化させないように、維持したいからです。

また、軽度の人には携帯電話の基本的な操作ができるということも重視しています。迎えに行く日の朝などは「これからお迎えに行きます」ということを、わざわざ利用者本人の携帯に電話をして使ってもらうようにします。携帯が使えるということは、とても大きなメリットになります。

「炊飯器のスイッチを入れる」「電気ポットからお湯を注ぐ」といったことも、決してやってあげることはなく、ご飯が炊ける、お湯を入れるという生活行為を忘れないように、日常で訓練しています。そして「自分はできる」という自信も、お花と同じように自宅に持って帰ってもらうのです。

一般的に、通所介護事業所ではその日あったことをメモにして家族にお渡しすることがよく行われていますが、当医療法人の初期認知症対応型通所介護事業所では、それを利用者ご本人に書いてもらうようにしています。その日、自分が何をしたのか忘れてしまう方もいますが、そういうときは黒板にやったことが書かれてありますから、それを見て書きます。こういうところが楽しかった、というようなことを付け足して書く方もいます。

ほかには、血圧測定、痛いところや凝っているところがないか、などの基本的な健康チェックを行いますが、これも利用者本人も行います。

こうして、事業所に通ってはいるけれども、ここで自分で自分の生活をしているんだという意識を持っていただき、それを家庭に持ち帰ることによって、認知機能の維持につなげていきたいのです。

事例 初期認知症の人が行きたがる通所介護事業所がある

若田悦子さんは昭和20年生まれ。67歳のときに妹さんに連れられ、当クリニックのもの忘れ外来を受診しました。

「私はなんでもないのに、妹に連れてこられたの。あの人はいつも強引で困る」

そう訴えていましたが、妹さんの話によると悦子さんは2年ほど前からもの忘れがひどくなり、職場（スーパーマーケット）でも仲間とのトラブルが多くなったそうです。本人は「意地悪な人が多くなった」と言います。また「妹たちは前の日に話していても今日になると覚えてないことが多くて困る」とも言います。

長女である悦子さんは苦労して妹たちを育て、大学にも行かせたそうです。そのために若いころから働いていたので、遊びなど知らないし楽しみもないそうです。しかし妹さんの話では、昔は洋裁や編み物もやっていたし、今は園芸が好きで家のまわりは草花でいっぱいだと言います。

これまで一人で気楽に暮らしていましたが、食事づくりや片づけが十分にできていないようでした。もの忘れ外来で認知症の診断があり、薬物治療とともに「規則的な生活をしていきましょう」と通所介護事業所の利用を勧めました。

しかし最初に行った事業所は「年寄りばかりで私の行くところではない」と拒否。２ヶ所目は昼食づくりをケアプログラムにしている認知症対応型の通所介護事業所でしたが、

「食事づくりなんかしたくない。調理なんて大嫌い」と、これもダメでした。

いろいろお話を聞いているうちに「花の手入れなら、してやってもいい」ということがわかってきました。そういう言い方でした。

若年性認知症の方、あるいは高齢者でも高学歴だったり管理職を経験してきたような人だったりすると、なかなか一般的な介護事業所には足を運んでくれません。「自分の行くべきところじゃない」「私の行きたいと思うところがない」、そう訴えられるのです。

一年前に開設した当医療法人の初期認知症対応型通所介護事業所は、まさにそのような方々のための事業所です。

若田さんはここに通うようになりました。最初は花の世話をするために来てくれたので、若田さんのための花壇を用意しました。定時よりも30分も早く来て、花殻を一つひとつ、枯れ葉を1枚1枚、ていねいに取り、水をやってくれます。花壇はすぐにいろいろな花で彩られ、とても綺麗になりました。そんな花壇に、もと大工さんや男性たちの利用者が囲い込みをつくってくれたりしました。

そんな日が続いて6か月が経過すると、それまでは「もう飽きた」と言ってやりたがらなかった編み物を仲間と一緒にやるようになりました。化粧をして、ニコニコしている時間が多くなりました。最近はパッチワークにも取り組んでいます。

１年が経過して若田さんの認知症は進みましたが、たしか「大嫌い」だったはずの歌もみんなと一緒に大きな声で歌っています。ゴスペル教室にも喜んで参加して、ニコニコして歌っています。要介護１から２になって生活で障害となるところが増えていますが、少なくともここでの若田さんの生活は豊かになってきています。

拒否する患者さんには小規模多機能型居宅介護事業所の利用を

もの忘れ外来では、もちろん中期の認知症と診断される患者さんもいます。この場合には、当医療法人の小規模多機能型居宅介護事業所を利用して、通所介護事業所、訪問介護、ショートステイなどのサービスを一つの事業所で受けることをお勧めしています。

認知症の患者さんの中には認知機能が衰えていることから、新しいことへの対応が苦手な方がいらっしゃいます。場所や人など、知らない要素があると感情が不安定になります。ですから、最初は事業所から訪問をさせていただきます。顔が忘れられないように初めは毎日あるいは一日おきに、そして「ああ、あなたね」と憶えてもらえれば幸いです。「入ってお茶でも飲んでいきませんか」と誘ってくだされば、とてもうれしくなります。そして、

「今度は私たちの事業所にお茶を飲みにきてください」と、訪問介護から通所介護につなぎます。

このようにして、「ではお風呂に入ってみましょうか」「今度はお泊まりしてみませんか」というかたちでステップを登っていきます。すると患者さんも馴染みのスタッフができてきますから、「あなたがしてくれるならいいわよ」とか「あなたも一緒にいるのなら泊まってみようかしら」となって、安心して利用できるようになります。

このように、認知症の人がゆっくりと納得しながら無理なく介護ステップを上がることができるのは、小規模多機能型だからこそではないかと思います。

グループホームなら、自分らしい生活が見つかります

認知症が進んだ状態で、初めてもの忘れ外来で診察を受ける患者さんもいます。たとえば、独り暮らしで他人との関わりがほとんどなかったような場合、近所の方や民生委員の方が地域包括支援センターに相談してセンターのスタッフといっしょに外来を受診する、というかたちになります。

認知症が進んだ患者さんは、周囲が考えつかないようなトラブルを起こすことがありますが、そうなっても患者さん自身、まだまだ自分でやれることはたくさんあります。ですから特別養護老人ホーム等ですべて介護・介助してもらう道を考えるのではなく、できるだけグループホームで食事づくりをしたり、「自分がやりたいことをやる」「できることを自主的にやる」という、お客様ではなく主人公として自分の人生を歩むことが大事になってきます。

たとえ認知症になっても「昔とった杵柄」はきちんと持っています。行動・心理症状を起こす患者さんでも、自分の得意分野・専門分野になると急にシャキッとして、みんなに指導したりします。それは患者さん本人にも、ほかの利用者の方にも、とても良い影響を与えます。そういう機会を少しでも多くするために、またその人らしい生活を支援するために、一人ひとりの生活の自立支援をしているグループホームはとても大切です。

グループホームで試みる認知症高齢者の食生活自立支援

食生活の自立支援は、当医療法人グループホームの生活支援の中心に据えた10年間の取り組みの一つです。

認知症の人に対する食生活自立支援は脳の活性化・生活のリハビリにとても有効と言われています。献立決めをしてから買い物に行き、みんなで食事をつくって食べ、食べた後に片づけをするまでの一定のプロセスに、利用者さんは積極的に関わっていきます。つくる楽しさ、懐かしさ、うれしさを毎日体験していくと、利用者さんの生活全体は変化していきます。自分の生活を組み立てられるようになっていくのです。起床したときにはすでに朝ご飯ができているということではなく、「さあ朝ご飯をどうしよう」というふうに、自分の生活のパターンをつくっていけるようになります。

食生活行為は人が生きる根源でもあります。普段私たちがやっている買い物・調理などは利用者さん一人ではできませんが、誰かの適切な支援があればできるのです。

・献立決め

たとえばTさんという方は、包丁で食材を切ったり、盛り付けたりする動作については、「何かやることはある?」と積極的に動いている反面、昼食の献立決めへの参加については、みんなの輪から少し離れたところで洗濯物を畳んでいることが多く、いっしょに献立を決める機会が少ない方でした。

そこで、献立決めに参加してもらえるように、食材を机に広げて「○○はどうやって食べるとおいしいのですか？」などと意識して問いかけしてみると、「ゆでて食べるとおいしい」とか「味噌汁に入れよう」などの発言があり、食材の簡単な調理方法をいっしょに考えることができたり、冷蔵庫から食材を持ってきてもらうことができたりするようになったのです。それまでスタッフは、Ｔさんが献立決めに参加しないと思い込んでしまっていた部分があるとわかり、常にその人の能力を引き出すことを意識することが重要だと改めて実感しました。

献立決めは、食材を並べて想像ができるようにしたり、紙に書いたりして自分で選ぶということが大事です。また、献立決めをしながら、それこそ回想法に入っていくというか、たとえば「郷土料理はなあに？」というような感じで楽しみながらメニューを決めていくこともあります。

認知症の人にも、一日の流れ、季節の変化を感じてもらうためにも食材はとても大事で、春なら春の食材を提示します。夏なら「スイカが食べたいね」とか、そういう季節に関わる声かけをして、みんなで選んでいきます。「これが食べたい」と笑顔で返してくれれば、食べることとの意欲にもつながります。すると「私も何か手伝わなければ」というふうにもなって、身体レベルが低下してきても「何かをやりたい」という気持ちが湧いてきます。

自分でつくって食べるという意識にもつながっていきますし、食べる意欲、つくる意欲、そういうものを引き出すのも大事なことだと思います。

・買い物

当時95歳だった車イスのDさんは、「買い物リストをつくることができない」と言ったのですが、その理由は字を忘れてしまったことにあったため、職員がその都度、字を書いて示した後、いっしょに書くことによって書けるようになりました。

またDさんは不穏の時以外は、買い物にも興味があった反面、自分が車イスだということから遠慮している様子がうかがえました。そういう点に注意して気分を害さないように配慮し、買い物に誘うと喜んで近所の店までいっしょに来てくれることがわかりました。

ある人にとっては、買い物こそが事業所でのレクレーションなどよりも楽しく、買い物に出かけ、店の人と交流することが生活そのものになっています。目の前で魚をさばいてくれる店もあるので、店の人とやり取りをすることを楽しんでいます。

利用者さんによっては、値段もちゃんと見ていて、「こっちの方が安い」とか「一切れいくら」と比べてみたりするなど、そういうところも含め買い物の醍醐味を楽しんでいる様子がうかがえるのです。

「行きたくない」と言っていた人が変化することもあります。魚が好きな人なら「魚のいいのがあるよ」とか、野菜が好きな人なら「いっしょに見に行ってくれない？」とか、その人の生活に深く結びついていること、非常にこだわっている部分を提示すると、「じゃあ行くか」というふうになったりするので、こだわりのあるものをとらえていくことが大事です。

買い物支援・外出支援、こういう活動をいっしょにすることは非常に意義のあることです。利用者が目を輝かせる支援になり、同時に地域とのつながりをつくることができます。スーパーも毎日のように行っていれば、店の人もわかってくれ、少しレジを止めて対応してくれたりしますし、店内を歩いていても声をかけてくれたりします。そういうことを通じて地域とつながっていけるようになるのです。

・調理

調理の行為は、できないと思っていた人が意外にできることが多いのです。人生80年90年の技を見せてくれます（ただし、味付けの部分は少しサポートが必要です）。

体が覚えているので、「お願いします」と言うと、「どうやって切るの？」などと言いながら、サッと切っていきます。また「薄く切って」と言うと、「そんなことできないわ」と言いながら、すごく薄く切ったりして、本当に素晴らしい出来栄えに驚かされます。記

うどんづくりと煮物

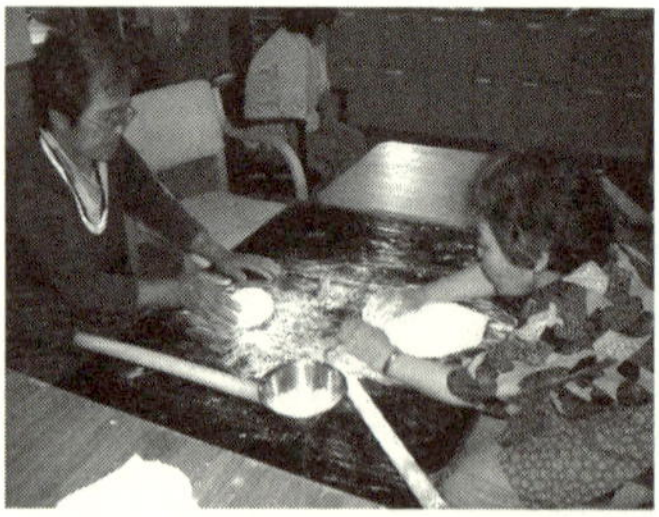

手慣れた手つきで、うどんをこねる

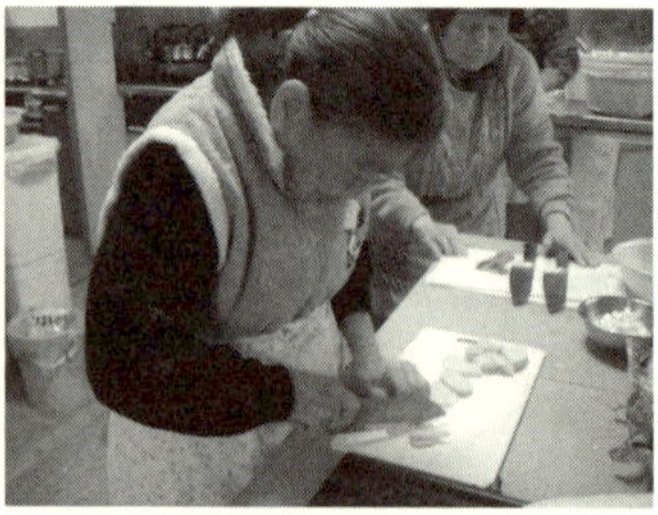

見事な包丁さばき

憶の中からはなかなか出てこなくても、体で覚えた技が身についていて、その人の能力を自然に発揮させるのでしょう。それがまた自信につながっていきます。

先ほどのDさんの例ですが、調理のあとの洗い物を自分ではしたいと思っているのですが、台所の流し台は車イスでは背が届かず、なかなかできませんでした。これに対し、流し台の中に洗い桶を逆さに置いて、その上に食器を乗せて洗えるようにしました。材料を切ることについても、時間を決めて長時間にならないようにするとともに、姿勢にも負担がないようにすることによって、喜んで調理してもらえるようになりました。

食生活の自立支援は、「認知力の総合的・連携的発揮の場」ということで、その入り口が準備期です。まず献立決めと買い物という過程の中で、時間の見当識・記憶力・判断力・識別力、計画立案・計算力、こういうものが準備の段階で必要になってきます。

次に調理ですが、量・温度・硬さ・大きさ・形などの判断、加えて、調理器具の選択と使用など、総合的な認知力が必要です。調理にはあわせて、多様な手作業を巧みに遂行する技術と、それを可能にする筋力やバランス力も必要です。

食事については、中心となるのが摂食・嚥下機能です。食べる時間を測ると、平均して15分になりますが、一番早い人は5分、長い人は20分と、摂食能力が非常に高いのです。買い物に行くとか、みんなでつくるとか、食べるという動きは、こういうところに大きく影響していると考えられます。

また、食生活の自立支援そのものが、口腔機能を含めたリハビリテーションになっています。

証言

グループホーム入居者の見守りと的確な支援をすれば必ずできる

阿部政枝（当医療法人　介護部看護職員）

人間にとって「食」はいちばん大事なもので、楽しみでもあると思います。認知症になってもそれを続けてもらいたいという願いで日々、支援させていただいています。もう食事の支度はできないと思われているような利用者さんでも、できないことはないと思います。ただ、そのために「気持ちよくやっていただくためには、どうしたらいいのか」ということを考えた支援が必要です。どのように声かけをするか、いつ支援するか、そういうことをいつも考えながら支援しています。

ここでは入居者の方が夕飯の献立を考え、お買い物もして、実際につくるところまでやります。そしてみんなで、ときには大場先生も交えて食事をします。献立を決めるときは、食べたいものを見つけ出してもらえるように、いろいろな工夫をしています。

つくることも、お家では「危ないから」と台所には立てなかったわけですが、それまで何十年も台所を守ってきた方々ですから、私たちが見守ることで必ずできるようになります。本当に、素晴らしい手さばきを見せてくれるようになります。

ただ、いろいろな工夫は必要です。たとえば、きんぴらゴボウをつくろうということになってゴボウを切ってもらうのですが、そのうち自分が何をつくっていたのかわからなくなって、やめてしまう人もけっこういます。そこで、調理場に「きんぴらゴボウですから、細長く切ってください」と大きな貼り紙をしておきます。そうすると、ときどき貼り紙を見ては「あ、そうだ」って、また切り出してくれます。

袋を切るようなときも、私たちはハサミを出して普通に切りますが、認知症の人は「そのために何が必要か」がわかりません。わからないときは、やめてしまうことが多いんです。だからちょっと迷っているようなら、「これ開けるんだけど、どうしたらいい?」って、先に聞きます。そうすると考えるのをやめないで、何が必要かっていうことを考えてくれます。できないことをすぐにやってあげるのではなく、声かけをして、考えてもらって、行動にもっていくようにしています。行動を繰り返していれば、いろいろな機能が少しでも維持できるはずです。それが暮らしの中のリハビリなのだと思います。

入居者の方は「お客様」ではありません。それぞれが主人公として生活をしていく場ですから、そうなるように支援することをいつも心がけています。

証言

グループホームの食生活自立支援で、表情がどんどん豊かになっていく

秋澤尚美（当医療法人　介護部介護職員）

毎日、入居者のみなさんと楽しく食事をつくり、いっしょにいただいています。献立を決めるときはまず、いまある食材をテーブルに並べます。ジャガイモ、ニンジン、カボチャ、はんぺん、卵……とにかく全部の種類を見てもらって、「さて、何をつくりましょうか」という話になります。実際の食材を見ると、直感的に「あれが食べたい」というイメージが浮かんでくるようです。

つくるときも、無理強いはしません。「卵をゆでたんだけど、皮むいてくれるかな?」って聞くと、「やだよ」って言われてしまうこともあります。それでも、座って少し落ち着いてくると「やろうか?」って言ってくれます。やりたい、やりたくない、そういう気持ちを一つひとつ大切にしたいと思います。

やってもらえるときは、みなさん「間違ってはいけない」と思うのか、とても慎重です。ささいなことでも、私たちに「これでいいんだね」と確認します。自分は間違ってしまうかもしれない、そのときに何か言われるのがイヤ、そういう思いもあるのではないでしょうか。そういう気持ちを思うと、できないことを無理にさせるのも良くありません。私た

ちがその場その場で「この方はこれならできる」ということを見きわめて、判断していくことが必要です。

それから、座ったらもう立ちたくない、という人が多いので、たとえばトイレに立ったときにすかさず「立ったついでに、ちょっとこっちへ来て、これやってもらえません？」と誘います。すると、意外にすんなりやってくれたりします。利用者の方を注意深く見ていることが大切です。

つまみ食いする人もいますが、そういうときも注意するのではなく、「夕飯前になくなっちゃうよ～」など、笑いにもっていきます。命令・注意で「させる」のではなく、やりたい気持ちになってもらう、そこに誘導していくことが私たちの支援です。

こうして食のことを自主的にやるようになると、みなさんの顔つきが変わってきます。下を向いて無表情だったのが、上を向いて表情豊かになるのです。やはり食生活はその方が長年培ってきた生活のいちばんの根幹ですから、その自立支援は非常に有効であると感じています。

その人の人生をつないでいく支援。認知症の人の「自分史づくり」

患者さん一人ひとりの歴史を知る

当医療法人はその人の人生をつないでいくケアや医療に取り組んでいます。その人がその人らしい人生を送れるように支援していくということは、「何がその人らしい人生か」を知らなければなりません。

自分史には、その人の人生が凝縮されています。また、制作過程では回想法による記憶力の回復という側面もあり、輝く時を過ごすことができます。

また、それを聞くスタッフも、あらためて認知症の患者さんという存在を離れてその人を理解し、「その人らしさ」の奥深さを理解できるようになるのです。

当医療法人ではすでに9名の「自分史」を完成させ、現在3名を作成中です。

認知症の人と回想法（自分史作成支援）

私が輝いた時（時代）が甦る

作成した自分史を読む100歳

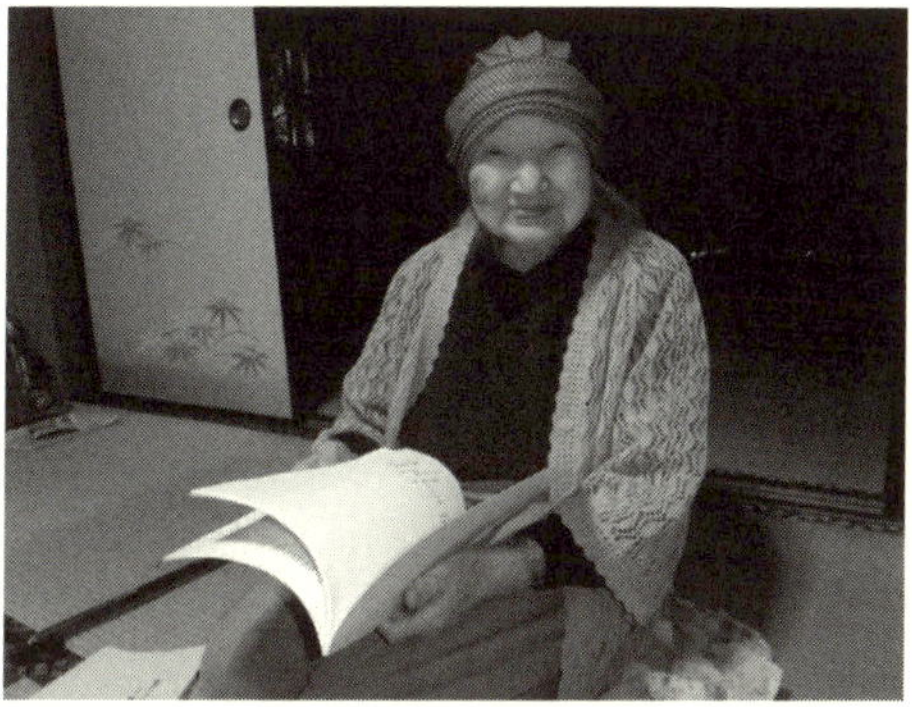

自分史作成支援のプロセス

①家族や本人の意向確認
②傾聴・編集ボランティアの募集
③編集委員会の設置
④資料の収集
⑤時代考証
⑥年譜の作成
⑦写真・資料での聞き取り（回想法）
⑧原稿起こし
⑨編集・製本

自分史の回想インタビューに携わって

・大きな扉が開いた瞬間

これまでに私が関わった「自分史」の回想方法を紹介します。

インタビューの途中で、それまで眠たそうで億劫そうだったKさんの表情が一変したのは、数多くある中から一枚の写真を見たときでした。Kさんの目は大きく見開き、ニコニコと表情が豊かになりました。そして、「山小屋」という単語が出てきました。

その写真は、働き盛りの頃のもので、地下足袋を履いて農耕具を担ぎ、傍らには10代後半の長女が昼のご飯が入ったお櫃などを担いでいます。二人は山を越えて農作業に向かうところで、長女は恥ずかしそうに、Kさんは意気揚々と写っています。

昔の農地は山間を平地にして開拓されていましたから、山を越えて働きに行かなければならず、その中継点として山小屋がつくられていました。いっしょに働く仲間が昼食を食べ、昼寝をし、語らった毎日の生活の場所が山小屋でした。山小屋はKさんにとって人生の最も長い時間を過ごしたところだったのです。

それまで、どの写真を見ても人物紹介に終わっていたKさんの話は、この一枚の写真をきっかけに変化していきました。大きな重たい扉が開いたような感じを受けました。

Ｋさんの話は生活の具体的な話題になり、内容もただの単語から「小さな物語」になるときも見られました。

田植えや稲刈りの季節は村の若衆を頼んだこと、夫がいないときにも自分が農業を守ってきたこと。越中富山の薬売りから、「ここは婿さんをもらった家か」と言われたこと（全国を旅して薬を売っている人からも、家を仕切っているＫさんの姿は、しっかり者の跡取り娘に見えたのでしょうか）。Ｋさんにとっては何よりもうれしい一言であったのでしょう。当時、一生懸命働いていたときの話をしているＫさんの表情は、写真の中の生き生きとしたＫさんの表情になっていました。

・思い出の小部屋が次々と開くとき

次に若い頃の話を聞かせていただきました。話し初めはいつも重い扉が開いた山小屋の話から始めました。そうすると、そこから後の人生も前の生活も思い出しやすくなるようで、私には小さな思い出の小部屋が次々に開いていくように思えました。

結婚前の話は「仙台」という地名の単語からです。仙台は女学生時代を過ごした場所でした。郷里からは誰も進学しておらず、寂しい生活であったこと、故郷の友達が恋しかったことなどを聞かせてくれました。

・悲しい思い出は小さな部屋でいい

新婚生活はあまり楽しくなかったのか、語りが少なくなりました。長男の妊娠中に夫が招集を受け、舅や姑に気を遣いながらの生活だったようでした。語りが少ないときは、語りたくないのか、あるいは記憶に留めておきたくないのでしょうか……。いずれにしても悲しい思い出や苦しいだけの思い出の部屋は小さい方がいいと思われました。

夫が戦地から帰ってきて、夫婦と子どもの生活が始まります。夫は公職追放を受け、職を失いますが、夫婦でいっしょに過ごした冬の生活は、ムシロや縄をつくって楽しかったようで、Kさんの表情は安らぎを見せていました。

・自立した女性の姿

私はKさんの心の中に入らせていただき、そのとき、Kさんはどんな思いであったのか、もっと知りたいと思うようになっていました。

冬の豪雪の中での生活や、雪下ろしの大変さも、Kさんにとっては楽しい思い出です。戦中・戦後には農業に従事するだけでなく、婦人会活動にも参加しています。戦中は軍国主義、戦後は民主的な婦人会の地区の幹部として活躍してきたはずなのです。

カラスが迎えに来ると、カラスといっしょに家に帰ったと思い出を教えてくれました。

山が連なる空には夕焼けが広がり、カラスがKさんと長女、いっしょに働いた仲間の頭の上を飛び回っています。汗を流した後のKさんの充実した満足そうな顔を見ながら、仲間たちは楽しげな話をしながら歩いています。

そんな情景が「山小屋」という言葉とともに浮かんでいるのかもしれません。

・心の扉を閉ざさせているのは誰か

Kさんの回想を通じて、Kさんの心を閉ざさせているのは、私たちなのかもしれないと思うようになりました。Kさんはいつも生き生きとしていたいと感じ、輝かしい人生だったころを思い描いて過ごしたいと感じていたのではないでしょうか。

・自分史完成から…その後

Kさんは、作成した自分史を家の中でも持ち歩いているそうです。また、通所リハビリテーションでもその本は参考にしていただき、Kさんの会話を豊かにしていただいているという話を聞きました。

その人らしい人生の輝いた時をいつまでも思い描くことができ、支援を受けている介護スタッフや周囲の人からも敬愛されているようでした。

患者さん、家族、介護スタッフ、ボランティアにまで良い影響

自分史づくりを通じて、認知症の人が過去の出来事に思いをめぐらせることで表情が生き生きとなり、会話も増え、他者との交流も生まれてきました。また、一人ひとりの認知症の患者さんに、それまでの人生の中に鮮明に残されているいくつかの物語が必ずあるものだ、ということも教わりました。

製本完成が楽しみで心待ちにしていることが生き甲斐になっていた人、完成前に見本でつくった製本素案を大事に持ち歩いて何度も読み返す人、さまざまです。

家族にとっても「夫と出会う前の歴史を知ることができた」「しょうがない親父だと思っていたが大変な時代にすごい仕事をしてきた人だと尊敬できた」「いままで聞いたことのない話を知り、涙が止まらなかった」と、驚きとともにあらためて尊敬の念を抱いた方がたくさんいました。その結果、家族は認知症という病気をさらに理解し、患者さんの生活の細部への関心も高くなって、敬愛に満ちた介護につながっていきます。

介護スタッフは、高齢者の人生の大半であった大正・昭和の時代を知り、共感できるようになったことで、ほかの高齢者との会話に広がりができてきました。

その人が人生の中で培ってきた経験や思いを理解できれば、そこから現在の生き方にも

目を向けて支援することができるようになります。

事例　患者さんの輝いていた人生を反芻し、いまを介護

橋田智代さん（80歳）は、３年前に独り暮らしとなったために、故郷の長野県小谷村から次女の住む三郷市に転入しました。転入したときはまだ何でもできる達者な高齢者でしたが、やがて認知症になり介護が必要になりました。ご主人の両親とも同居している次女は悩んだ末、グループホームに入所させることを決断しました。

橋田さんは入所当初から自立心のたいへん旺盛な働き者でしたが、心臓の病気にかかり歩行も少し不安定になって、昼間も寝ていることが多くなりました。そんな橋田さんの「自分史」をつくろう、ということになり、私たちスタッフがお手伝いすることになりました。

橋田さんは小谷村で保健師の仕事に就かれていました。娘さんなどに昔の写真など思い出の品を集めていただき、それを橋田さんといっしょに見ながらスタッフが当時のことを聞き出します。

最初は「忘れてなんにも憶えてないですよ」と言いながらも、20代のころに勤めていた診療所の前で撮った写真を見ると「なつかしいですねえ」と、ちゃんと憶えておられます。

「保健婦さんとして活躍されていたんですね」というスタッフの声には「まあ、どうして知っているの？」と驚きつつ、橋田さんの顔には生気が生まれます。

「当時はどのような病気が多かったのですか」という問いには、

「当時は結核が多かったねえ。結核になっても診療所になかなか来られない人が多くて、ペニシリン注射をしに山から山へ部落を歩いていましたねえ」

と、少しずつ記憶が解きほぐれてくるようでした。

冬は豪雪地帯をカンジキを履いて患者さんのところまで歩いたことなど、少しずつゆっくり噛みしめるように言葉が出てきます。事前に家族や昔のお友達などからも話をうかがっておき、いろいろな出来事を尋ねて、本人がお話ししたいことを探っていきます。

当時を思い出して一生懸命に話す表情は、保健婦として活躍されていたときはこんな顔だったのだろうと思わせるほど、しっかりしています。スタッフもそんな橋田さんの輝いていた人生に触れさせてもらい、感動を覚えるのです。

こうして自分史づくりをお手伝いさせていただくうち、スタッフの見方は、橋田さんは認知症の患者さんではなく、時代をつくってきた大先輩に変わっていきました。それが橋田さんにも伝わり、橋田さんも安心して穏やかな心地でお話しいただけたのではないかと思います。

認知症の患者さんでも、楽しい苦労話はすらすらと思い出すことができます。昔になるほど鮮明です。そして、ただ苦しくてつらいだけの思い出は、出てきません。それでいいのだと思います。

橋田さんは、小谷村で戦後はじめての保健婦となり、診療所の開設に奔走されました。結核対策や母子保健対策、寝たきり予防対策と、まさに戦後の保健活動を歩んでこられた方でした。次女の娘さんは、朝起きれば母の働きに行く後ろ姿がいつも見えたそうです。橋田さんはグループホームに入所してから近くの書道教室に通って、いまでは筆が達者ですから、表紙のタイトルもご自身の書を使いました。絵柄は、小谷村の春を思い、桜の咲く丘になっています。

橋田さんの自分史も、素晴らしい冊子に仕上がりました。ご家族にとっても知らなかったことがたくさんあったようで、お母さんの素晴らしい人生を知って誇らしい気持ちになったと、喜んでおられました。

終《つい》の棲家としてのグループホームのあり方

かつて人は、それぞれの家で亡くなっていくことがほとんどでした。しかし医療の進歩と病院の普及で、現在では逆にほとんどが病院で亡くなっています。看取りの期間は、病院でいくつもの管がつながれ、生きるための措置が徹底的に行われます。

そうした中での看取りは、実は本人や家族は望んでいない姿なのかもしれません。患者さんは、殺風景な病室ではなく慣れ親しんだ家庭の自室で、高度な医療機器ではなく家族に囲まれて、自分の人生を省みながらその時を待ちたいと願うかもしれません。家族も、その安心した様子を見守り見送っていくことで、豊かなお別れができると考える人も多くなってきています。

グループホームで「その人らしい生活と人生」を支援する介護を続けていると、いつしか入居者の方にとってそこが第二の家庭のようになり、入居者同士は家族同様の関係に近くなっていきます。スタッフも同様です。

そうした中で、当医療法人のグループホームでもいくつかの看取りを経験しました。それはとても感動的な結果であり、またそれぞれが私たちスタッフに大切なことを教えてくれた気がしました。そんな事例の一つを紹介します。

事例　穏やかに永遠の眠りについた入居者

浜田葉子さんは、当医療法人のグループホームで馴染みのスタッフや入居者の仲間たちと生活をともにし、その長年暮らしてきたグループホームでみんなに見守られながら息を引き取りました。94歳でした。

以前、浜田さんは地方に住んでいる長男の息子さんといっしょに暮らしていました。しかしアルツハイマー型認知症の進行とともに親子仲がうまくいかなくなり、三郷にいる長女の居住地周辺の事業所への移住が検討されました。こうして浜田さんが当グループホームにやって来たのは8年前のことでした。当時浜田さんは要介護2という状態でした。

息子さんと同居していたころは、電動自転車に乗って畑に通い農作業に精を出していた浜田さん。グループホームでも畑でトマト、ナス、キュウリなどをつくってみんなに食べさせてくれました。ほかの入居者の方と仲良しになり、毎朝6時に起きていっしょに散歩していました。

入所してからずっと毎日、みんなで昼食の献立を決め、買い物へ行き、昼食も夕食もつくって、食べるのもみんないっしょでした。浜田さんの料理の腕前はたいしたもので、千切りなど誰にも真似ができないほど素晴らしかったものです。

季節ごとに行われる花見、夏祭、クリスマス、お正月などの行事にも積極的に取り組んでくれました。三郷の文化会館で行われる歌謡ショーが大好きで、よく聴きに行きましたし、北島三郎を聴きに越谷市まで行ったこともありました。

亡くなる2年前に直腸ガンの診断を受けましたが、この2年間は慢性的な経過でしたから入居者のみなさんといつもの生活を送っていました。1年前に大量の出血を起こし不安定な日が続きましたが、浜田さんは病院よりもこれまでと同じようにグループホームでみなさんとともに暮らすことを望みました。日中は、車イスではありましたが、みんなが集うリビングに出て過ごしていました。

亡くなる14日前に病状が急変しましたが、それでも浜田さんは最期までリビングでみんなといることを望みました。クリニックと相談して、グループホームの中に在宅医療の体制を整え、訪問看護と往診を毎日受けられるようにしました。この間は家族も同じ部屋で生活をともにし、みなさんといっしょに最期の看取りをさせていただきました。浜田さんのお孫さんが看護師でしたので、きれいにエンゼルケアをしてくれました。

きれいになって穏やかに永遠の眠りについた浜田さんの前で、家族とスタッフが思い出を語り合いました。ともに穏やかな時間を過ごすことができました。

息子さんからのお礼の手紙

拝啓　初秋の候、貴グループホームのみなさまにはお変わり無くお過ごしの事とご推察申し上げます。母葉子（九十四歳）はみなさまの手厚い介護のもと八月三十一日、この世を去りました。思い起こせば貴ホームに八年間と云う長きにわたり、家族も手が届かぬ介護をしていただきました。

九月二日は三郷斎場に於いて茶毘に付しました際もわざわざおいで下さり、その場で別れを惜しんで下さいましたスタッフの皆様、入居者の皆様には何とお礼を申し上げて良いのか解りません。皆様の熱い涙をいただき、母の最期は幸せな時だったと思います。貴ホームを去る時、玄関先のアカシアの木の一枝《ひとえだ》をいただき持ち帰りました。

九月四日、ふるさとの地に於いて葬儀を執り行いました。その際、このアカシアの一枝を祭壇の花の中に供えました。スタッフ、入居者の皆様と撮った数枚の写真も会場に飾らせていただきました。

一枝のアカシアはどんなにか母の供養になった事でしょう。母の安らかな眠りを祈るにつけ今日迄の我が身の数々の親不孝を只管（ひたすら）詫びずにはおられません。最後に一ツだけ親孝行が出来たとすれば貴ホームにお世話になることを選択した事です。

痛いところ、痒いところに手が届く貴ホームの介護に深く感謝を申し上げております。長い間、ありがとうございました。

スタッフの皆様、入居者の皆様の御多幸と貴ホームの今後の益々の発展を心からお祈り申し上げます。

敬具

証言

グループホームだから豊かで、素晴らしいお別れができた

渡辺みゆき（当医療法人　介護部介護職員）

私たちのグループホームで看取りの期間までお世話させていただいた方は、これまで3名いらっしゃいます。3名とも入居期間は長く、みなさん7～8年ほどいらっしゃいました。認知症ではありますが、こちらで食生活の自立支援を受けられてきましたし、そのほかの生活もほとんどご自分でやっておられました。

みなさん、ここをご自分の家のように思われています。ときどき病院での治療が必要になり、入院されることもありました。帰ってきたときの表情は、まるで能面のようでびっくりしました。白い天井ばかり見ていて、表情がなくなってしまうのです。でも、みなさんといっしょの生活が再スタートすると、すぐに表情が戻るのです。

利用者のみなさん同士も仲がよく、同じ入居者の方が入院されていなくなったりすると「あの方がいないね」「早く帰ってくればいいね」というようなお話をされています。グループホームの中で家族のような関係性が、自然に築かれています。

みなさんにとって、こちらで最期まで暮らすということは、慣れ親しんだ家で亡くなっていくような安心感があるのではないかと思われます。本当の最期になって、家族の方も1週間ほど泊まっておられた事例もありました。「川」の字になっていっしょに寝られて、とても良かったと、喜んでおられました。

こちらで亡くなられた3名とも、最期はとても穏やかに死を迎えられました。最期に寝たきりになった期間は長くても1か月程度で、短い方は1週間ほどでした。寝たきりになって何か月も何年も続くのではなく、最期まで自分らしい生活を続けられたことは素晴らしいことで、私たちもとても嬉しく思っています。これはやはり、可能な限り自立した生活を維持することができたからだと思います。

もう終末も近いというときに、家族から「お花見をさせたい」とお願いされたことがありました。大場先生に相談すると「いいよ、何かあったら責任持つよ」と言っていただけたので、車イスとストレッチャーを用意しました。家族は、きっと思い出をつくりたかったのだと思います。ところがやはり容態が悪くなってしまって、結局はできませんでした。そこでスタッフがみんなで桜の花を集めて部屋いっぱいに飾り、最後に室内でお花見をしました。これも素晴らしい時間でした。

証言 グループホームで最期まで、その人の生き方を尊重して……

吉村節子（当医療法人　介護部介護職員）

認知症の方は、ほかにもいろいろな病気にもなりますし、ときには骨折したりして、やがて入院になってしまうケースが少なくありません。入院生活は環境がガラッと変わるので、認知症の方にはつらい。そのために行動・心理症状がひどくなり、病院は手に負えなくなり、退院を促されます。認知症の方は、終末期に近づいていくほど「居場所がなくなる」という状況があります。当グループホームでは、患者さんが望まれれば看取りの期間も同じようにここで暮らせるように、体制を整えています。

認知症の患者さんが看取りの期間に入るまでは、いろいろなことがあって、少しずつそうなっていきます。でも、そのような期間も、元気だった日々と同じ延長にある日常として私たちはとらえています。たとえ看取りの期間に入っているとしても、最期まで本人がやりたいことをお手伝いしたいという気持ちは一貫して変わりません。本人がどう暮らしたいんだろう、その思いを尊重したいという考えは、看取りの期間になっても私たちスタッフは変わらずにやってきました。

認知症の方も、その人らしい生活をしていると調子が良くなり、家族の方から信頼していただけます。「こちらで最期まで」と言ってくださるのですが、やはりその時になると病院で対処すべきか迷われるようです。その心の揺れは、とてもよく理解できます。そんな時は、大場先生と相談しながら、最後は家族の判断と決断に従います。結局、本人の意思を尊重して「延命治療はしません。ここでお願いします」という結論になりました。

亡くなってお葬式が終わったあと、スタッフだけでなく利用者のみなさんもいっしょに最後のお別れをしました。事前に、利用者の方が亡くなった方の顔を見てお別れするのはどうなのか、スタッフみんなですごく議論しました。それでも、やはりお別れしたほうがいいという結論になり、実行しました。

利用者のみなさん、仲間が亡くなられたことをしっかり受けとめておられました。もちろん、そのあとでスタッフは丁寧にフォローしなければなりませんでしたが、お別れをしてもらってよかったと思いました。

家族のみなさんも当然悲しんで涙を流されますが、お葬式のあとスタッフも交えていろいろなお話をさせていただき、とても豊かな時間を過ごさせていただきました。


「その人の生活と人生をつないで」を理念にかかげた支援は、最期の時まで医療と介護と家族がともに歩むケアでもあります。

いつでもどんな場面でもその人が豊かであってほしいと願う関係者のチームワークがあってこそ、豊かな最期が支援できるものと思われます。

第4章

家族と地域と「ともに歩むケア」が、患者さんを輝かせる

高杉春代

認知症を難しいものにしていることの一つは、「身近な人に対してより厳しく行動・心理症状が出る」ことです。探しているものが見つからないと、「あなたが隠したのでしょう」と疑うのです。その反面、よその人に対しては、しっかりした対応ができます。「私をわざと困らせている」と訴える介護者は多いのです。よく世話をしてくれる介護者に最もひどい症状を示し、ときどき会う人や社会的地位のある人には、しっかりした言動を示します。このことが理解されないと、介護者と周囲の人との間にギャップが生じます。そして介護者は孤立してしまうことになります。

認知症の人を介護する家族の心身の安定は、患者さん自身の心身の安定につながり、ひいては行動・心理症状の軽減や緩和につながります。ですから、医療と介護と家族の包括的支援が、認知症の人には欠かせないのです。

認知症の人の家族は、診断を受けた当初は、とまどい・不安・否定の期間を過ごし、次に混乱と拒否の期間を経過し、その次にあきらめの期間、そして受容の期間に至る――。

認知症の人の家族は、この四段階の心理状態を経験すると言われています。

認知症の診断を受けた直後のとまどいや混乱を最小限に食い止め、早い段階で受容の期間へ進むことができるように、クリニックのもの忘れ外来の相談や、介護事業所の利用、そして家族会の力が必要になります。中でも家族会の力は、家族同士が本音で語り合え、先輩の経験を学び、ともに励まし合い、多くの関係者から情報を得られるという大切なものです。家族が中心となって、それを医療と介護がバックアップできれば、認知症の人にとってこんなに心強いことはないはずです。

若年性認知症・家族の会

介護者を支える「家族の会」の重要性

当医療法人では、いま家族の会の育成に積極的に取り組んでいます。

認知症の問題は、医療と介護と家族・地域の三者がトライアングルとなって、それぞれが異なる役割で協力して初めて、生き生きとした毎日の生活が続けられるものです。決して楽ではない介護を家族が少しでも楽しく利用者とともに一日でも長く生活していくためにも、また医師や介護スタッフも家族の思いを理解し、みんなが同じような意識で積極的に患者さんの医療や介護に関わっていただくためにも、家族会の存在はとても重要です。

家族の介護はただの身体的介助だけではないし、時間だけあればできるものでもありません。認知症の患者さんは、自分で大切にしまった財布の場所を忘れ、「財布を取られた」などと言い出すことがあります。しかも介護している「夫や妻に取られた」と言ったりするのです。長年連れ添った伴侶としては、「なぜ?」「どうして?」という思いが募る中で毎日の対応に追われ、結果的に挫折してしまう危険がひそんでいます。

それを救う一つの手だては、介護事業所によるサービスの利用と患者さんの家族同士の家族会の存在です。

よりつらい若年性認知症の家族

認知症の介護は、なかなか理屈だけでうまくいくものではありません。患者さんの立場に立って人格を尊重し、その人らしい生き方を支援する、ということは頭では理解できていても、実際には「そうではない介護だった」と反省することは多々あります。

特に、常に生活をともにしている家族にとっては、決して感情的にならず、穏やかな対応を心がけ、それを継続していくことはとても困難です。元気で聡明だったころの患者さんをご存じですから、なおさらでしょう。

この介護の苦労は、若年性認知症のご家族にはさらに大きくなります。たとえば、女性が50代60代で発症すると、ご主人が介護のために仕事を辞めなければならない、という事態に直面します。退職後のことであっても、やっと夫婦で人生最後の時間を悠々自適に楽しもうと考えている矢先のことになり、介護する側のストレスは計り知れません。

家族が配偶者の認知症という病気を受け止めていくときに、やはり80代で発症する場合よりも若年性認知症の場合のほうがはるかに難しいのです。

また、世間体や社会に対する感情についても同様です。認知症は増えていて、それは病気でそうなっているのだという理解は社会的に広まっています。しかし、患者さんのほとんどは高齢者です。40代50代で発症すれば「あの若さで」と思われてしまう、そこからご家族の感情としては「隠したい」という気持ちに傾くこともあります。結果として不安感やストレスを一人で抱え込むことになり、精神的負担はいっそう大きくなります。

さらに、若年性認知症の患者さんもグループホームや通所介護事業所による介護を受けながら症状を緩和させていくことが大切ですが、こうした事業所の利用者はたいてい高齢者ですから、どうしても「なんで私がこんなところに」となってしまいます。50代の人だと、80代90代の人と一緒に何かやろうといっても、やはり無理があります。それで引きこもってしまう患者さんが多く、家族も困ってしまう事例が少なくありません。

そこで当医療法人では「若年性認知症の家族の会」の運営の支援をしています。それは、同じ境遇のみなさんでお話しし支え合う機会と、介護スタッフもそこから支援の学びを得ていく機会でもあります。

家族の会の仲間と歩んでいく

若年性認知症のご家族の方は、家族の会に参加することさえ及び腰になる方が少なくありません。人前で、つらいこと苦しいことを言わなければならない、と考えてしまうのでしょうか。しかしいったん参加してしまえば、同じような苦労話が聞けたり、先輩からアドバイスをもらえたりして、とても有意義であることがわかってもらえます。

あるときの家族の会を再現してみましょう。

＊

Ｉさん（男性）今月初め、妻と一緒にＨ市のスーパー銭湯に行ったんです。出てくる時間を決めてそれぞれ入浴したのですが、その時間になっても全然出てこない。店の人にたずねると、「もう先に上がられたようですけど」と言う。たまたま携帯電話を持っていなかったので、青くなって近辺を30分くらい探したけれど見つからない。警察に届けて、さらに2時間くらい探しまわったんです。そうしたら、いつも通る道のコンビニでコーヒーを飲んでいるじゃないですか！　やれやれですよ。
Eさん（男性）　そんなこと、よくありますよ。ウチも隣町で見つけたときは信じられなかった。あわてて近寄ると「どうしたの？」って。こっちがそう言いたいよ（笑）。
Iさん　夕方になると「なんで風呂に行かなきゃいけないの？」とか「あんたはなんでここにいるの？」とか始まるんです。朝は味噌汁を用意してから掃除していると、「ウチの人でもないのに何で掃除してるんだ」と言う。毎日そんなことの繰り返しですけど、できるだけ笑顔で接しようと頑張ってます。どうしたら心を静めることができるのだろうって考えて接しています。しゃべり方、言葉のかけ方にも注意しようと思います。
Eさん　Iさん、前回よりも進歩しましたよ。
Nさん（女性）　ウチはこないだ義理のお姉さんが旅行に誘ってくれていっしょに出かけたんですね。ところが「オレの年金はどこだ」「お金を取っただろう」って始まって、とうとう「いっしょにいる人がいじめた」と言って、姉を置いて帰ってきてしまった。「お金を取っただろう」って話は毎日ですよ。
Iさん　ことあるごとにイライラで、毎日ストレスがたまります。一瞬「早く死んでくれないか」と思うこともある。オレが死んだらあとはどうなるんだろう、とも思います。
Eさん　わかるよ。オレもそうだった。ウチはこの前、「アンタは奥さんのところへ帰れ」と言われましたよ。娘もわからなくなって、娘とはいっしょにメシを食おうとしない。
Uさん　ウチは57歳で発症しました。言葉が出ません。前は少しの単語は出ましたが、いまはもうしゃべらなくなりました。トイレに連れて行っても排泄しない。どこでもズボンを脱ごうとするので、いまはおむつです。

＊

こんな会話がどんどん出されていきます。会には、患者さんを亡くされた先輩の経験者がオブザーバーとして参加することもあります。

「私は、日記を付けていましたよ。日記を付けると、自分の介護を客観的に振り返ることができる。こう言ったらダメなんだとか、理屈で言ってもプライドを傷つけるだけとか、そういうことがわかってきます」

そんな意見がとても貴重で、介護している家族のみなさんの胸にしみ入っていきます。介護事業所のスタッフも、家族の会に参加します。みなさんのお話を聞くことで、事業所では見せない行動や言動を教えてもらえて、また一歩患者さんのことがわかるのです。

証言

若年性認知症の家族の会『ふれあい』

清水猛司
（若年性認知症の家族の会『ふれあい』代表）

妻が認知症と診断されたときのショックは大変なものでした。何をどうしたらいいのか、途方に暮れました。いろいろ相談に行っても「ケアマネ」「特養」といった言葉そのものが理解できません。「小規模多機能型居宅介護事業所がいい」と言われても、それが何なのかわからないのです。そんな私にとって大場先生のクリニックとの出会いがなかったら、今はないかもしれません。

あるとき大場先生から、「三郷の小さなつどい」という認知症家族の集まりを紹介していただきました。

「同じように認知症の家族の介護で苦労している仲間の話を聞き、また聞いてもらうことで勉強になるから参加してみませんか」と言われましたが、最初は踏み出す一歩が重く参加できませんでした。でも頭を切り替えて思い切って参加してみました。

とても重い話もあり、妻もいずれはそうなるのかと、つらくなることもありました。

でも考えてみれば、参加して生の声を聞かなければ何もわからないのです。それ以降も毎回参加し、私自身もいろいろな愚痴を聞いてもらったりすることで気分も晴れるようです。勉強会にも積極的に参加し、認知症への知識を得るようにしました。

ある日、クリニックの方から「若年性認知症の家族の会の発起人にならないか」と話があり、迷ったあげく、頼りない発起人ですが引き受けることにしました。家族の会は、家族の思いを本音で話せる場です。しかも医療・介護・福祉などの情報を交換でき、最高だと思います。

配偶者が若年性認知症になることで、大変なことはたくさんあります。まず、仕事ができなくなり生活の不安が出てきます。一人では解決できないことを聞いていただき、いろいろな角度からアドバイスしてもらえることで心強くなります。

まだスタートして1年になりませんが、本音の話がたくさん出てきます。冷静に進行しなくてはならない私自身が、われを忘れて大きな声を出してしまうこともあります。

今日も「どうしたらいいかわからない」という電話がありました。「ぜひ参加してください、私もそうでした」と伝えると「参加したい」と返事をいただきました。本音で話せる場として進めていければと思います。「一人で悩まない」をモットーに頑張ります。

証言

認知症の方を介護する家族のための「三郷の小さなつどい」

大倉　弥生（「全国認知症の人と家族の会」埼玉県支部三郷地区）

私が大場先生に初めてお会いしたのは２００６年８月、「三郷の小さなつどい」の第一回目でした。私は認知症の夫を介護していましたが、すでに終末期でした。最初のころは誰にも相談できず、不安と闘いながらの毎日でした。病状が進んで遠くの病院への通院が困難になりましたが、近くに訪問してくれる医師が見つかり安心していたところでした。「公益社団法人・認知症の人と家族の会」には少し前に入会しましたが、家族の集いには、遠いために参加できませんでした。

そんなとき、家族の会の埼玉県支部から電話がありました。大場先生のクリニックをお借りして、三郷で初めての集いを開くというのです。私は夫を娘に頼み、出席することにしました。

たくさんの方が参加されたのを見て、みなさんこういう機会を待っていたんだと思いました。大場先生が、家族を支えなければ良い介護はできないと考えられたとお聞きして、もっと早くお会いしたかったと思いました。実は、遠くの大病院に通っていてアリセプトが効かなくなったときに、「もう病院ではやることがないので介護施設に行くように」と言われていたのです。「医療は最後まで見てくれないんだ」と、釈然としませんでした。

私の夫は、その初めての集いの翌月に亡くなりました。私は、自分の介護の経験が同じ病気の介護に悩む人の役に立てればと考え、「三郷の小さなつどい」の手伝いをすることにしました。それから8年、いまでは五つの地域包括支援センターとの共催で、三郷市全域で開催しています。

大場先生は必ず出席されて、認知症についてのミニレクチャーや家族へのアドバイスをしてくださいます。大場先生は、医療と介護の結びつきを実践され、家族の気持ちをよく理解してくださるので、集いに参加された方は笑顔になって帰られます。私もとても嬉しくなります。

独り暮らしの認知症支援と地域の支え

独り暮らしの認知症高齢者の支援

高齢化社会が進み、これからは認知症がさらに急激に増加していく中で、認認介護（認知症の人を介護している配偶者もまた認知症の人）や独居認知症（介護する人のいない独り暮らしの認知症の人）のケースはさらに増えていくと考えられています。

特に独り暮らしの認知症の人は、地域と行政・介護事業所・医療機関という三者の連携が欠かせません。どのように対応し支援していくかが大きな課題になっています。

まず第一段階は、地域での発見・相談です。

普通、認知症は家族の方が異変に気づいて地域包括支援センターに相談する、あるいはもの忘れ外来への受診を勧めるというかたちで、治療と介護がスタートします。ところが独り暮らしでは、生活に障害が起きていることに気づく人がいません。

したがって独居認知症高齢者の場合、近所の方が気づいて地域包括支援センターに連絡することが多くなります。言い換えれば、近所の方が気づいて相談に至るまでは放置されてしまう、ということです。

しかもご近所の関係が希薄だと、かなり認知症が進んだ状態でも気づかれない、あるいは気づいても見過ごされてしまう、ということが起こってきます。地域に昔ながらの近所づきあいがあるかどうかは、認認介護や独居高齢者を支援していくために非常に重要な要件になってくるのです。

公的機関に連絡や相談が行けば、地域包括支援センターが動き、さらにそこから連絡が行った居宅介護支援事業所の介護支援専門員が定期的に訪問できるようになります。

一人での生活に障害が出始めていれば、私たちも介護事業所スタッフの立場で、そのような独り暮らしの認知症患者さんのところを繰り返し訪問していますが、根気よく訪問しなければ事は進みません。何度も何度も同じスタッフが訪問し、ちょっとしたことをお手伝いして、私たちを少しずつ認めて馴染みの関係になって、ようやく「なんとか通所介護事業所に通ってもらえないか」と説得できるようになります。

そこへの通所が始まったら、今度は慣れることにも十分に時間をかけます。そのうえでお泊まり、というかたちに持っていかなければなりません。

事例　介護していたお隣さんが亡くなって……

飯田利代さん（78歳）は、1997年にご主人を亡くして独り暮らしとなりました。飯田さんはすでに認知症だったので、ご主人が亡くなってからは、以前から仲のよかったお隣の山口敬子さん（65歳）がいろいろとお世話をしてくれていました。

山口さんは、飯田さんの金銭管理のお手伝いをして家賃を支払ったり、お買い物などにも付き添ったり、銭湯に連れて行って入浴の世話までしていました。そういうことは地域の商店街も理解していて、飯田さんの財布は山口さんが持っていて支払いもしてくれるから、たとえ一人でお金も持たずに買い物に行っても、トラブルになるようなことはありませんでした。このように、良くしてくれる隣人がいて地域が密接につながっていれば、認知症の独り暮らしでも生活していけないことはありません。

飯田さんは要介護2の状態でしたが、山口さんと地域の方に支えられて、ご主人が亡くなったあと10年以上も独り暮らしを続けてきたのでした。

しかし、介護している山口さんも病気を抱えていました。そして2009年、頼りの山口さんは亡くなってしまったのです。山口さんがいなくなると、飯田さんは何もできません。大家さんや近所の方が面倒を見ようとしましたが、やはり困難で、東京で暮らしていた飯田さんの姪に当たる方が市へ支援を依頼しました。

その後、地域包括支援センターから当クリニックに連絡が入り、その翌年から、当医療法人の小規模多機能型居宅介護事業所（訪問介護、通所介護の）への利用が始まったのです。

飯田さんのお宅を訪れると、部屋はゴミで埋もれていて、下着や洋服もまったく着替えていないようでした。行商人に売りつけられたと思われるような品物も置いてありました。

いっしょに暮らしている老犬がいましたが、泥だらけでした。ネズミが出てきたこともありました。本人は「生活はできている」と主張していましたが、とてもそんな状況ではありませんでした。

とにかく、当クリニックの往診（訪問診療）をスタートさせ、飯田さんの金銭を管理する人、いろいろな契約の申請を代行する人などを決めました。水分や食事を確保することも重要ですから、それを見る人も決めました。近くに住むやはり独り暮らしの高齢者、山口さんの弟さん、大家さん、商店街の親しい人たちなど、地域全体で支える体制を整えたのです。

飯田さんは当初、往診、訪問介護、服薬もすべて拒否していましたが、なんとか通所介護サービスに来てもらって食事や入浴のサービスを受けました。やがて暑い季節になり、水分も食事も十分に摂取できていない状態で、「死にたい、一人になりたい」と訴えるようになり不穏な状態になることも多くなったので、老人保健施設に入所し療養することになりました。

老人保健施設での飯田さんはとても元気になり、不穏な状態も改善しました。しかしせっかく元気になって慣れてきた施設も終《つい》の棲家とはなりません。帰る家もすでになくなって、特別養護老人ホームへの入所を待っている毎日です。

独り暮らしの認知症高齢者は多くの地域住民の支援が必要で、しかもそれぞれの人材をしっかりマネジメントする能力を持つ人が必要です。また、支援する多くの時間も必要です。

訪問介護のサービスから通所、ショートステイの小規模多機能型居宅介護、老人保健施設、特別養護老人ホーム、そこまでに至る多くの関係者へとつなげていくための時間と、スタッフや介護に慣れてもらう膨大な時間が必要です。地域と介護事業所と医療機関が一体となって協働していける制度と、トータルなケアマネジメントシステムが不可欠になってきます。

認知症ケアをする上で、知っておかなければならないこと

最後に、認知症の人をケアする上でぜひ知っておいてほしいことを述べておきましょう。

①介護する人の気持ちが伝わります。そしてそれが病状に反映します

介護する人が認知症の人の気持ちを理解し、やさしく穏やかに接していると、認知症の人も安心し、心が落ち着きます。逆に介護する人が不安だったり険悪な気持ちを持ってい

ると敏感に反応し、さらに興奮したりします。心静かに笑顔で接することを心がけていきましょう。

②自分をもどかしく思い、心理的にも不安定です

その場の状況が飲み込めなかったり、失敗をしてしまう、できなくなる等の不安が大きく、そんな自分をもどかしく思い自信をなくしています。このために心理的には非常に不安定で、意思の疎通がさらに難しくなることもあります。自信をなくさせるような言動は避けていきましょう。

③感情がストレートに出ます

感情の抑制が利かなくなり、些細なことで怒ったり泣き出したり、落ち込んだり、相手を一方的に拒否することもあります。このように感情が急激に変化していくことは認知症という病気の症状であることを理解しましょう。

④過去と現実が混同しています

過去を順序よく思い出せなかったりすると、過去と現在の区別がつかなくなるため、本人は混乱しています。「なにをバカなことを」などと否定するのではなく、理解して暖かく見守っていきましょう。

⑤プライドは失われていません

認知症で記憶等々に障害があっても、人としての感情の動きも生活も変わらないのです。自尊心や羞恥心、プライドはしっかり保たれ、むしろ周囲の人々の言動で傷つくことのほうが多くあります。人生の先輩として敬い、プライドを尊重しましょう。

当医療法人では認知症ケアの本質は「その人らしい生活と人生をつなぐ」ことにあると考え、これを全介護事業所の認知症ケアの基本理念としています。その人らしい人生（その過去・現在・未来）を支え、ともに歩むケアは、一人ひとりが個別につくり上げている「その人らしい生活」を日々積み重ねていくことで実現できると考えています。

認知症医療と介護の戦略的・複合的展開（2015年版）

（2008年「地域で認知症の人をみる」→2013年改訂→2015年補強整理）

<table>
<tr><th>時期（重症度）</th><th>医療（保健）</th><th>介護
（介護保険サービス）</th><th>地域（家族）</th></tr>
<tr><td>認知機能障害なし</td><td>予防・健康増進活動
慢性疾患治療</td><td colspan="2">趣味活動・サークル活動・老人クラブなど</td></tr>
<tr><td>前駆期
（MCI）</td><td>経過観察・外来通院
認知障害経過観察
慢性疾患治療</td><td>介護サービス利用なし
老人クラブ・趣味活動
老人センター利用</td><td>家庭と地域での
役割を維持・回復
仕事（模擬的でも）続ける</td></tr>
<tr><td>初期
（軽度）</td><td>もの忘れ外来
認知症内服治療
+認知力賦活リハ</td><td rowspan="2">初期認知症デイ
老人センター利用なども
老人クラブ・趣味活動
認知症デイ
小規模多機能
ケア付き高齢者住宅</td><td>家庭と地域での
役割を維持・回復
特に家庭での役割維持
ご近所のご協力</td></tr>
<tr><td>中期
（中等度）</td><td>もの忘れ外来or往診
認知症内服治療
+認知力賦活リハ</td><td>家庭での役割極力維持
ご近所のご協力</td></tr>
<tr><td>後期
（高度）</td><td>往診orもの忘れ外来
入所（老健・老人ホーム）
入院（療養型・精神）</td><td>共同生活介護（GH）
特別養護老人ホーム</td><td>ご近所のご協力</td></tr>
</table>

おわりに

第3章、第4章では、当医療法人での初期から後期（重度）までの認知症の人のケアの一端を紹介しました。

中核症状の記憶の障害（忘れてしまう、記憶をとどめられないなど）、見当識障害（ここがどこかわからなくなる時がある、時間の長さがわからなくなるなど）、実行機能障害（これを作ろうとするが手順がわからない、今日は何をするのかわからなくなるなど）、失行（鍵が開けにくい、動作を止めて次に何をするか支援を待つ）、判断力の障害（メモするが記憶していると思いメモを見ないで買い物をするなど）等々が認知症の人の日々を暮らしづらくさせてしまいます。

しかし、もの忘れはありますが知恵はあります。パッチワーク、生け花、抹茶を立てる、大工仕事、家事など、長い人生の中で携わってきたことは体に染み込んでいます。感情もとても豊かです。

できないことだけではないのです。できることも多くあります。時間のゆとりや、ちょっとしたヒント、発揮する機会と適切な支援などがあればいいのです。

そしてなによりも、不安で孤独になりそうな心のよりどころがほしいのです。

大事な財布の置き場所を忘れ、最も近くにいる介護者に取られたのではないかと思い、怒りの言葉を放つ。その一方で、本当は自分が忘れたのではないか、そして人のせいにしているのではないかと不安になり、嫌われたのではないかと自信を失う。認知症の人が発する言葉だけを受けとめるのではなく、その心にも思いを寄せて「いっしょに探そう」という寄り添いの言葉に救われ、元気をもらうと言います。

「ドンドンわからなくなる」「ここに通えなくなるのではないか」「施設に入れられてしまうのではないか」。重症の認知症の人を見ると「自分もああなっていく」と思い、目をおおいたくなり、腹が立ってくると言い、おびえてしまいます。

これらの認知症の人たちの言葉に、私たち介護者は今までのような介護者側の立場からの見方や考え方を反省し、この言葉の奥に潜んでいる心の不安を真摯に受けとめていかなければならないと思います。

認知症の人の不安を少しでも和らげ、「ありのままでいい」「今まで通り、ともに暮らせるだけでいい」という介護者の言葉で生きる力をもらうのではないでしょうか。認知症の人自身が決めることが一番なのです。認知症の人が自分で決められるような自由で柔軟なケアこそが今必要なことだと思われてなりません。

これこそが「ともに歩むケア」なのではないでしょうか。

本書が、そのようなことを考えるきっかけになれば幸いです。

高杉春代

おわりに

昨今の認知症急増時代、マスコミ界・テレビも出版も、また医学誌などでも、認知症関連の情報が溢れています。平成24年10月、私も出演したNHK事業団と読売新聞主催の認知症フォーラムで、司会の町永アナウンサーが、ホールに溢れかえる1000人以上の参加者を前に、「満員にするのは、アイドルか認知症企画である」と述べたことを思い出します。国民の関心も急上昇しています。

その中で、本書の出版を思いたったのは、以下の三つの理由からです。

第一に、現在数多くある認知症情報は、主に医学・医療関連だったり、また一方でケア中心だったりで、相方は半ば付けたし的にしか述べられていないからです。医療とケアが車の両輪であり、そこに家族と地域の力を合わせたトライアングルでの支援が必要なことを真正面から論じ、実践に裏付けられた著作が少ないのです。当医療法人の15年に及ぶ実践は、この医療とケアの、どちらが欠けてもあるいは弱くても、力強く真っ直ぐ進めないことを示してきたものです。

また、少し前までの入院や施設入所を中心とした医療・ケア体系と根本的に違って、認知症であっても地域で生活し続けることを支える時代では、トライアングルの連携もしっかりと作っていく必要が高まっています。この面でも当医療法人は10年近くの実践に基づき、その重要性と地域に立脚したネットワークの構築を発信しているものです。

第二に、「地域包括ケア時代の到来」が喧伝される中、その中心的役割を期待されるのが、かかりつけ医・地域の町医者だからです。

国が提案している地域包括ケアシステムについては評価と批判があり、介護保険制度は何度も「改正」され、最近も抜本的に改定されるなど、システムの前提が揺らいでいます。主に経済的・財源的側面から介護保険制度改定が重ねられてきて、本来の介護保険制度の理念が、残念ながら失われつつあるのが現実なのです。

システムの基本が、地域で住み続けられるように医療と介護が連携して支えることと、家族・地域の力も重要だという認識等は、戦略的展開構想として今まさに必要だと思われます。厚労省主導で「かかりつけ医認知症対応力向上研修」が数年来広く行われてきていますが、それに関連する出版物は少ないのが現状です。そこで、かかりつけ医による、かかりつけ医のための、かかりつけ医認知症読本が必要だと考えたのです。

第三に、認知症医療の重要なパートナーである認知症ケアが、認知症新時代に向けても、いまだに旧来型の認知症ケア、問題対応型介護・してあげるケア・集団的プログラム介護などが主流であり、かえって逆流的に増えてきている現実があるからです。

一方、世界的トレンドは「ともに歩むケア」であり、日本における認知症ケアも発展・飛躍が求められており、一人ひとりの状況や希望に合わせた個別介護、その人を中心に据えたケアを創造していく課題が突きつけられているのです。

共著者の高杉介護統括部長が中心になって、①介護教育、②運営指導、③人事など、複雑にして困難な統括運営に尽力しながら、自己決定を尊重する「ともに歩むケア」へと発展させつつありますが、それは、これまでの活動を教訓化・共有化したものなのです。

本書の出版にあたり、当医療法人の認知症医療とケアを担っている8つの事業所のスタッフの皆さんの理念に基づいた活動が大きな力となりました。「その人らしい生活と人生を支え・つなぐ」医療とケアの実践と、そのまとめや発表を結集したものが、本書なのです。この場を借りて、心より感謝したいと思います。また、出版に際しては、現代書林の鹿野青介さんと、山井正行さん、平川潔さんのご尽力にも感謝申し上げます。

大場敏明

●参考文献

『認知症テキストブック』(日本認知症学会 中外医学社)
『物忘れ外来ハンドブック』(川畑信也 中外医学社)
『日本医師会雑誌』(2012年6月号 日本医師会)
『認知症疾患治療ガイドライン2010』(日本神経学会監修 「認知症疾患治療ガイドライン」作成合同委員会編集 医学書院)
『今日の治療方針 私はこう治療している』(山口徹・北原光夫監修 福井次矢・高木誠・小室一成総編集 医学書院)
『認知症の正しい理解と包括的医療 ケアのポイント』(山口晴保編著 協同医書出版社)
『今日から実践 認知症の人とのコミュニケーション』(飯干紀代子 中央法規出版)
『認知症の医療とケア』(藤本直規 クリエイツかもがわ)
『第26回保団連医療研究集会記録集 小規模多機能型居宅介護のマネジメント課題』(2011年9月)
『扉を開く人 クリスティーン・ブライデン』(NPO法人認知症当事者の会編集 永田久美子監修 クリエイツかもがわ)
『認知症のスピリチュアルケア』(エリザベス・マッキンレー コリン・トレヴィット 馬籠久美子訳 新興医学出版社)
『認知症の人を在宅でいかに支えるか』(石田一紀 クリエイツかもがわ)

ともに歩《あゆ》む認知症医療《にんちしょういりょう》とケア

2015年2月26日　初版第1刷

著　者 ―――――― 大場敏明《おおばとしあき》
高杉春代《たかすぎはるよ》
発行者 ―――――― 坂本桂一
発行所 ―――――― 現代書林
〒162-0053　東京都新宿区原町3-61　桂ビル
TEL／代表　03(3205)8384
振替00140-7-42905
http://www.gendaishorin.co.jp/
デザイン ―――――― 吉崎広明(ベルソグラフィック)

印刷・製本：広研印刷(株)
乱丁・落丁本はお取り替えいたします。

定価はカバーに
表示してあります。

ISBN978-4-7745-1509-0　C0047